AF459031

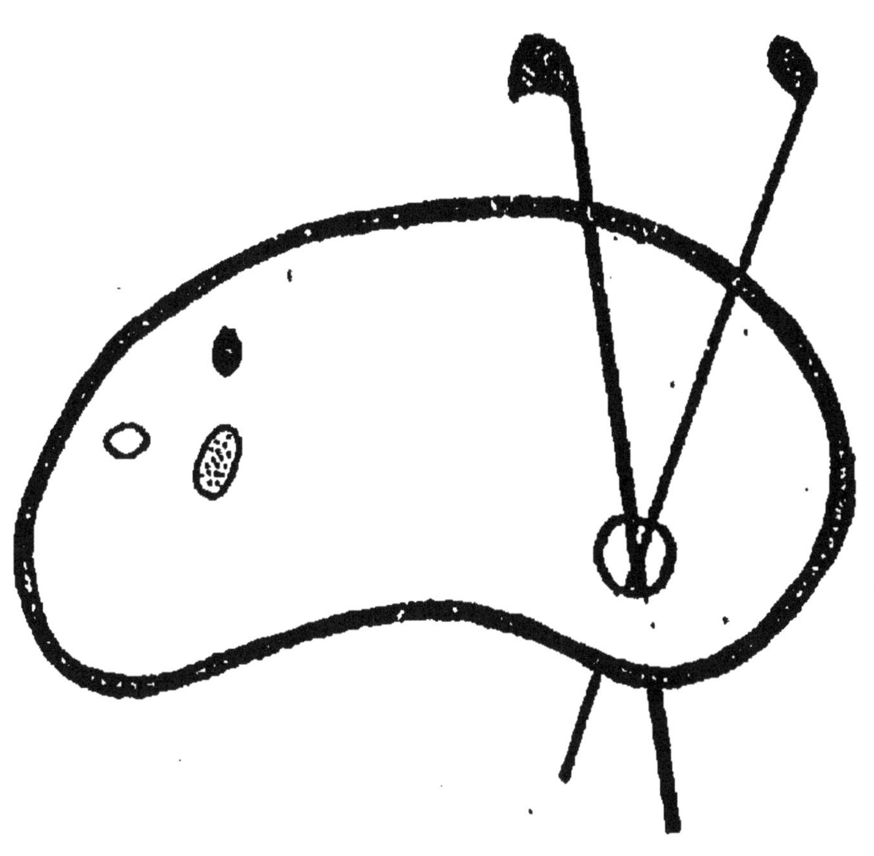

DEBUT D'UNE SERIE DE DOCUMENTS
EN COULEUR

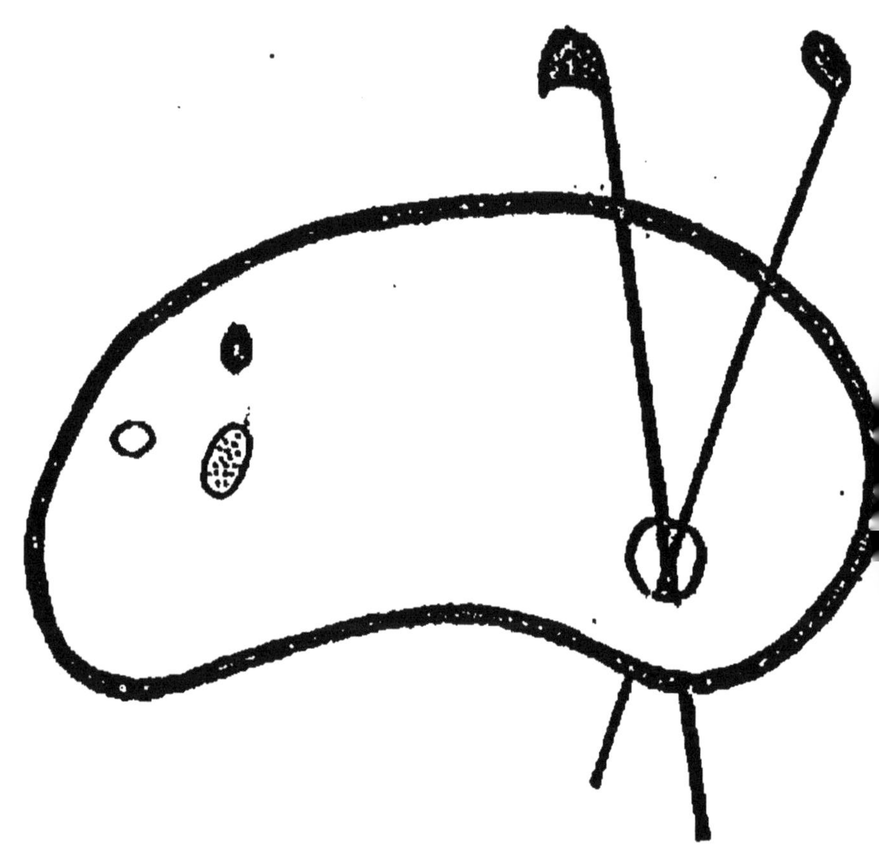

FIN D'UNE SERIE DE DOCUMENTS
EN COULEUR

HYGIÈNE OCULAIRE

ET

INSPECTION DES ÉCOLES

DES MÊMES AUTEURS

Essai sur la Chirurgie du Poumon dans les affections non traumatiques. — Pneumectomie, pneumotomie, injections intra-pulmonaires. Thèse de Lyon. Couronnée par la Faculté (médaille d'argent). Paris, Alcan. 1885.

Traitement Chirurgical de la Péritonite. — Thèse d'agrégation. Paris, Alcan, 1886.

Contagion du Trachome. — Congrès de Rome, 1894.

Des Modifications générales et réfringentes de l'œil consécutives à l'ablation du cristallin. — Bull. Soc. Franç. d'Ophtalm., 1895, et C. R. Soc. biol., 1895.

Nouvelle opération autoplastique de l'ectropion de la paupière inférieure consécutif à l'énucléation de l'œil. Procédé en vanne. — Arch. d'Ophtalm., 1897.

Degrés et limites de la cécité. — Annales d'Oculist., 1903, et C. R. de la Soc. Franç. d'Ophtalm., 1904.

Histoire de l'Ophtalmologie à l'École de Montpellier, du XIIe au XXe siècle (Avec P. Pansier). 1 vol. grand in-8° de 404 p. avec 28 fig. Maloine, 1907.

Nouveaux Éléments d'Ophtalmologie (avec Valude et Frenkel). — 1 vol., grand in-8° de 985 pag., avec 297 fig.; Maloine, 2e édition, 1907.

Nouvelles recherches sur les stigmates oculaires de la criminalité. — Examen des détenus de la Maison centrale de Nîmes (avec le Prof. Truc et le Dr Delord). Annales d'Oculist., janvier 1904.

L'œuvre ophtalmologique de Bouisson. — Thèse de Montpellier, 1904.

Catalogue général des Thèses françaises d'ophtalmologie (sous la direction du Prof. Truc et avec le Dr Jalabert). 2e édit. in-8°, 237 pages, Montpellier, 1904.

HYGIÈNE OCULAIRE

ET

INSPECTION DES ÉCOLES

PAR LES DOCTEURS

H. TRUC
Professeur de Clinique ophtalmologique
Inspecteur-oculiste des Écoles
à Montpellier.

P. CHAVERNAC
Ancien aide de Clinique ophtalmologique
Inspecteur-oculiste des Écoles
à Marseille.

AVEC UNE PRÉFACE

de M. le Professeur C. M. GARIEL
Membre de l'Académie de Médecine

OUVRAGE RÉCOMPENSÉ PAR L'INSTITUT
(PRIX MONTHION, 1909)

3e ÉDITION
Revue et augmentée

PARIS
A. MALOINE, ÉDITEUR
25-27, rue de l'École-de-Médecine, 25-27

1911

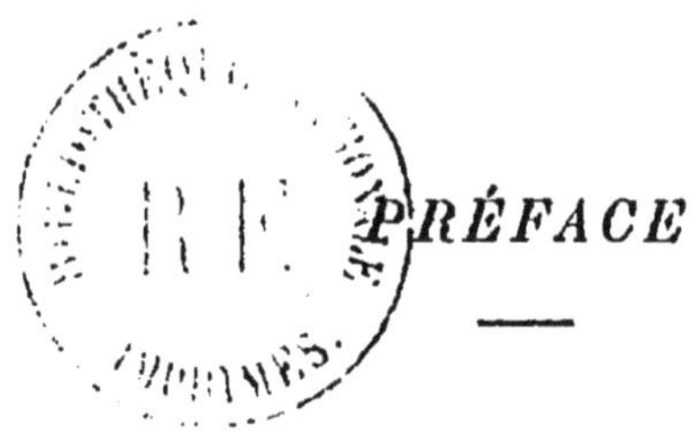

PRÉFACE

Si l'on avait à établir un ordre de prééminence entre les sens, il n'est pas douteux que l'on placerait en première ligne la vue et le toucher.

Les autres sens, quelle qu'en soit l'utilité réelle, ne présentent certainement pas la même importance. On peut en juger en remarquant qu'un homme isolé, ne pouvant compter en rien sur le concours et l'aide de ses semblables, pourrait se suffire à lui-même, alors qu'il serait privé de l'ouïe, du goût et de l'odorat; mais, sans parler du toucher, il serait destiné à une mort certaine s'il ne pouvait voir.

Si l'on songe que l'état de la vision chez l'homme adulte dépend en grande partie des soins dont l'œil a été l'objet chez l'enfant, des maladies dont il a pu être atteint, on doit s'étonner que jusqu'à ces dernières années on n'ait pas attaché autant d'importance qu'elles le méritent aux précautions dont il convient d'entourer cet organe, à la surveillance dont il doit être l'objet.

Cela tient, en partie, à ce que les conditions hygiéniques spéciales qu'il faut réaliser ne sontbien con-

nues que depuis un temps relativement court. Mais il n'en est plus ainsi et de nombreuses recherches, que ce n'est pas le lieu de rappeler ici, ont précisé ces conditions.

On ne serait trop répéter que c'est dès l'enfance, que c'est à l'école surtout, qu'il faut assurer à l'œil les conditions les plus satisfaisantes. De là, la nécessité de l'inspection oculistique des écoles qui, il faut bien le reconnaître, n'est pas instituée régulièrement dans notre pays.

Il n'est que juste de rappeler que c'est au professeur Truc qu'on doit la première installation satisfaisante de cette inspection. Il était donc bien qualifié pour indiquer comment cette inspection doit être comprise, ainsi que pour signaler les bons résultats qu'on peut en obtenir, et, à cet égard, le livre qu'il publie est des plus instructifs et fournit des renseignements précieux.

Mais encore, il ne suffit pas d'organiser une inspection oculistique : il faut savoir sur quels points elle doit porter, quelles sont les conditions matérielles qui doivent être assurées, quels sont les moyens permettant de vérifier si ces conditions sont convenablement réalisées. Jusqu'à présent, ces indications étaient disséminées et il fallait de multiples recherches pour les réunir.

Le professeur Truc et le docteur Chavernac ont rassemblé et condensé tous ces renseignements, et la lecture du présent ouvrage suffit pour être au courant de tout ce qu'il faut savoir pour l'organisation oculistique rationnelle des écoles.

Aussi, nous sommes convaincu que le nouveau livre du professeur Truc et du docteur Chavernac est appelé à rendre de très réels services et qu'il aura le même succès que leur précédent ouvrage sur le même sujet, ouvrage moins complet d'ailleurs que celui qu'ils présentent aujourd'hui au public médical.

C. M. Gariel.

HYGIÈNE OCULAIRE

ET

INSPECTION DES ÉCOLES

INTRODUCTION

L'hygiène des écoles, depuis trente ans, en raison du développement de l'enseignement à tous les degrés, a été l'objet d'une particulière sollicitude administrative et de travaux scientifiques considérables.

L'hygiène oculaire a bénéficié de cette légitime préoccupation des Pouvoirs publics et, grâce aux recherches de Cohn, Erismann, etc., à l'étranger, Javal, Gariel, Trélat, Buisson, etc., en France, a réalisé d'incontestables progrès.

Elle préoccupe encore spécialement les maîtres et les familles.

Les oculistes, toujours plus nombreux, n'ont d'ailleurs pas ménagé leurs efforts, et, dans les sociétés savantes ou professionnelles, ils ont largement contribué aux améliorations actuelles.

C'est dans ce sens que nous avons marché

nous-mêmes, dès la première heure, en organisant d'une manière complète, vers 1895, avec le concours empressé du Département, de la Ville, de l'Académie et des instituteurs, l'inspection oculistique des Écoles communales de Montpellier et de l'Hérault qui, depuis, a servi d'exemple aux institutions similaires de notre pays.

Nos résultats personnels ont été publiés en 1904. Nous avons donné, dans une première partie, un aperçu général de l'hygiène oculaire de l'école et l'historique de la question; dans une seconde partie, avec quelques détails, les résultats obtenus; dans une dernière partie, certaines indications pratiques sur l'inspection oculistique et son organisation départementale et académique. Un index bibliographique complétait notre étude.

C'est ce travail que nous reprenons aujourd'hui, sous un titre plus général et avec les additions que comportent de nouvelles recherches et une expérience plus étendue.

La première édition, en effet, publiée en mémoires successifs dans le *Montpellier Médical*, a été rapidement épuisée et nous a fait depuis très souvent défaut. Un grand nombre de confrères, médecins généraux et oculistes, pour leur instruction personnelle, pour des rapports spéciaux ou pour y puiser des indications pratiques d'inspection oculistique, nous ont maintes fois témoigné le désir d'une seconde édition. Nous l'avons donnée en 1908 à l'usage des médecins, des instituteurs et des parents, mais elle a été rapidement épuisée.

On nous demande de tous côtés une troisième édition et nous la publions aujourd'hui.

Elle est dans le même esprit que la précédente mais soigneusement revue, corrigée et augmentée.

Elle présente encore bien des défauts, des inégalités ou des lacunes ; elle pourra néanmoins donner aux intéressés quelques notions suffisantes d'hygiène oculaire des écoles, montrer les résultats de l'inspection oculistique et surtout faciliter aux confrères oculistes son organisation et son fonctionnement pratiques.

Nous avons surtout le désir d'être utiles et nous accueillerons avec reconnaissance toutes les indications susceptibles de perfectionner ultérieurement notre œuvre.

PREMIÈRE PARTIE

NOTIONS GÉNÉRALES SUR L'HYGIÈNE OCULAIRE DES ÉCOLES

L'hygiène oculaire ou visuelle de l'école comprend l'ensemble des moyens les plus favorables, pour les écoliers, à la conservation de la vue et à la préservation des maladies des yeux.

L'école, d'une part, dans ses dispositions, est plus ou moins adaptée au bon fonctionnement de la vision. L'œil, d'autre part, dans les études, joue un rôle physiologique prépondérant.

Les yeux d'ailleurs se développent rapidement durant la période scolaire, et sont parfois, sans qu'on s'en doute, malades ou mal conformés.

Pour tous ces motifs, ils méritent des soins particuliers et une surveillance continue. Ne faut-il pas aussi tenir compte des capacités oculaires et visuelles dans le choix éventuel des professions? Que de fatigues allégées par le port des verres nécessaires, de maladies évitées par une prophylaxie précoce, de complications conjurées par un traitement approprié, et, par contre, que d'ennuis provoqués par une carrière manquée ou incompatible avec certaines défectuosités visuelles !

Les yeux des enfants doivent donc devenir l'objet d'un examen attentif et précoce, de même que l'école doit être organisée dans les meilleures conditions possibles d'hygiène visuelle.

Dans cette première partie, nous étudierons l'œil et la vision des écoliers, puis l'organisation visuelle normale de l'école.

Un premier chapitre comprendra, chez l'enfant, l'œil à l'état normal, sa constitution et son fonctionnement, ses anomalies et les affections les plus fréquentes, avec indication des moyens hygiéniques qu'ils comportent.

Un second chapitre exposera les conditions scolaires favorables à la conservation de la vue et à la prophylaxie des maladies des yeux.

Nous ne craindrons pas, à l'usage des administrateurs, des maîtres ou des parents, d'entrer dans quelques détails relativement à l'appareil de la vision, de ses anomalies et de ses affections les plus fréquentes.

CHAPITRE PREMIER

L'ŒIL ET LA VISION DE L'ÉCOLIER

Pour donner un aperçu général de l'œil et de la vision de l'écolier, nous devons indiquer brièvement sa constitution anatomique, son fonctionnement physiologique, ses anomalies ou vices de réfraction, enfin ses principaux états pathologiques, renvoyant aux traités spéciaux pour tous détails complémentaires[1].

I. — CONSTITUTION

L'appareil visuel est constitué par les annexes de l'œil, le globe oculaire, le système nerveux optique.

§ 1. — Annexes.

Les *annexes de l'œil* comprennent les sinus, l'orbite, les sourcils et les paupières, avec les muscles droits et obliques moteurs du globe, les

[1] Truc, Valude, Frenkel. *Nouveaux éléments d'Ophtalmologie*, avec 935 pages, 282 figures et 15 planches en couleurs ; 2e édition, Maloine, éditeur, Paris, 1908.

glandes et canaux lacrymaux, des vaisseaux et des nerfs.

Les *sinus* sont des cavités qui, avec les fosses nasales, entourent l'orbite : sinus frontaux, sphénoïdaux, ethmoïdaux et maxillaires. Ces cavités s'ouvrent dans le nez et peuvent être, comme lui,

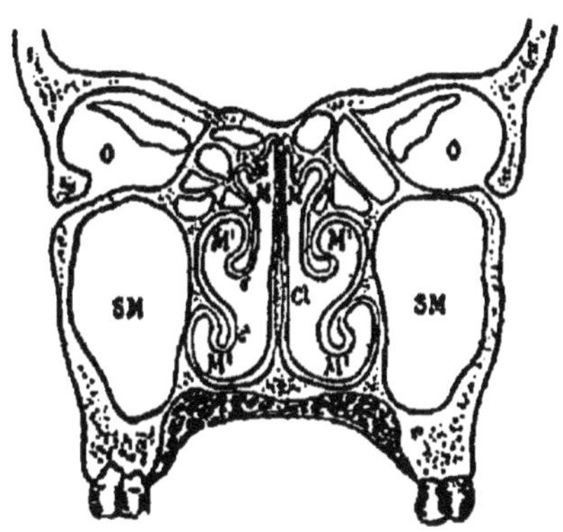

Fig. 1. — Orbite, nez, sinus.

O, orbite. — SM, sinus maxillaire. — c, c[1], c[2], cornets supérieur, moyen, inférieur. — M, M[1], M[2], méats supérieur, moyen, inférieur. — Cl, cloison nasale.

le siège d'inflammations plus ou moins graves qui se répercutent sur l'œil, l'irritent par propagation et altèrent ses diverses fonctions.

L'*orbite* est une cavité pyramidale dont le sommet, par le canal optique, se continue en arrière avec la cavité crânienne et dont la base regarde à la fois en avant et en dehors.

Elle présente, outre le canal optique, deux fentes qui la font communiquer l'une, la fente sphénoïdale, avec l'étage moyen du crâne, et l'autre, la fente sphéno-maxillaire, avec les fosses maxillaire et temporale.

La cavité même est occupée par le globe, et les six muscles moteurs entourés de la capsule fibro-

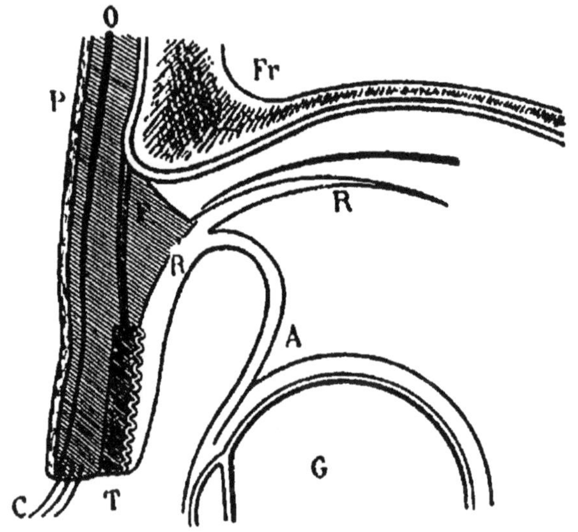

Fig. 2. — Paupière supérieure.

P, peau. — O, muscle orbiculaire. — T, tarse. — C, cils. — F, fascia tarso-orbitaire. — R, muscle releveur de la paupière. — A, aponévrose de Tenon. — G, globe. — Fr, frontal.

séreuse de Tenon, par des glandes, des vaisseaux et des nerfs.

Les *sourcils* sont deux saillies transversales arquées et garnies de poils plus ou moins abondants et pigmentés.

Les *paupières*, voiles cutanés musculo-membraneux à bords libres, ciliés et glandulaires, recouvrent en avant le globe de l'œil et le protègent contre la lumière et les autres agents extérieurs. Elles possèdent une peau très fine ; une muqueuse, la conjonctive, souple et humide ; une sorte d'armature intérieure, les tarses ; un muscle élévateur pour ouvrir la fente palpébrale et un muscle contracteur, l'orbiculaire, pour la fermer.

Les *muscles* du globe sont au nombre de six : quatre muscles droits, interne, externe, supérieur et inférieur, allant du sommet de l'orbite au globe lui-même et le faisant tourner en dedans, en dehors, en haut ou en bas ; deux muscles obliques, grand et petit, s'insérant sur le globe en écharpe et le dirigeant, le grand oblique en dedans et en bas, le petit oblique en dehors et en haut. Ces muscles, pour le même œil ou pour les deux yeux, associent diversement leur action individuelle.

Les *glandes lacrymales* sont logées autour de la base de l'orbite et déversent leur liquide sur le globe à travers la muqueuse conjonctivale. Ces glandes sont multiples : l'une, principale, agglomérée en petite amande, se trouve à la région externe de la cavité orbitaire vers la queue du sourcil ; l'autre, accessoire, est étalée en nappe sous la principale et vient jusqu'à la commissure externe des paupières ; les autres enfin, disséminées, se dispersent sous la muqueuse conjonctivale supérieure de dehors en dedans.

Les *voies lacrymales* partent de l'angle interne des paupières, là où finissent les cils sous forme de fins canalicules lacrymaux, longent le bord correspondant, se réunissent en un conduit unique (canal lacrymal) d'abord ampullaire (sac lacrymal), puis oblique et tortueux, et vont ainsi aboutir dans le nez, au méat inférieur.

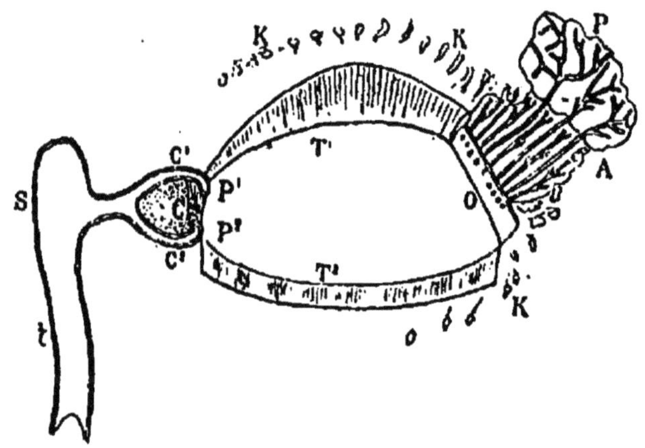

Fig. 3. — Appareil lacrymal.

P, glande principale. — A, glande accessoire. — K, glandes conjonctivales de Krauss. — C¹, conduit supérieur. — C², conduit inférieur. — S, sac lacrimal, — t, canal nasal. — P¹, point lacrymal supérieur. — P², point lacrymal inférieur.

Les *vaisseaux,* artères et veines, viennent de plusieurs sources intra-craniennes (ophtalmique, carotide interne) et extra-craniennes (carotide externe). La lymphe aboutit aux ganglions carotidiens et sous-maxillaires.

Les *nerfs* moteurs sont d'origine cranienne : facial (orbiculaire des paupières), le moteur oculaire externe (droit externe), pathétique (grand oblique), moteur oculaire commun (petit oblique, droit supérieur, droit interne, droit inférieur, iris, corps ciliaire).

Les nerfs sensitifs viennent du trijumeau ou trifacial, dont les filets se portent, en outre, sur toute la face, au nez et aux dents.

Les nerfs vasculaires sont fournis par le sympathique cervical.

§ 2. — Globe.

Le *globe* ou bulbe oculaire représente un sphéroïde constitué par des enveloppes et des milieux.

Les *enveloppes* sont de dehors en dedans : la sclérotique et la cornée (fibreuse) ; le tractus uvéal, ou uvée, ou encore iris, corps ciliaire et choroïde (vasculaire) ; la rétine (nerveuse).

Les *milieux* ou humeurs sont, d'avant en arrière, l'humeur aqueuse, le cristallin et le corps vitré.

Le globe adulte pèse 7 à 8 grammes, mesure longitudinalement 25 millimètres et transversalement $23^{mm},5$. Sa tension ou dureté, due à la résistance des membranes et à la pression des milieux, équivaut normalement à une colonne de 25 millimètres de mercure.

Sclérotique. — C'est la partie postérieure du globe. Membrane fibreuse opaque, blanc-bleuâtre chez l'enfant, blanche chez l'adulte, jaunâtre chez le vieillard, elle donne insertion dans sa partie antérieure aux muscles droits et dans sa partie postérieure aux muscles obliques. Des vaisseaux et des nerfs la traversent. Son épaisseur est de

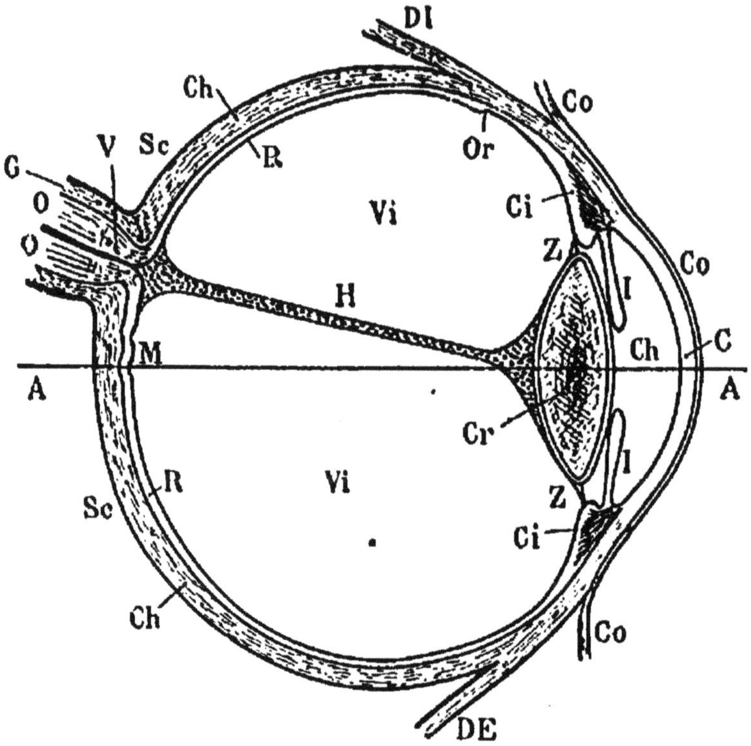

Fig. 4. — Coupe horizontale de l'œil.

AA, axe antéro-postérieur. — *Co*, conjonctivite. — *DI*, droit interne. — DE, droit interne. — DE, droit externe. — C, cornée. — *Ch*, chambre antérieure. — *Cr*, cristallin. — I, iris. — *Ci*, corps ciliaire. — *Or*, orra serrata. — *Z*, zonule. — H, canal hyaloïdien. — *Sc*, sclérotique. — *Ch*, choroïde. — O, nerf optique. — G, gaines optiques. — V, vaisseaux centraux. — *Vi*, corps vitré.

2 millimètres en arrière et de $0^{mm},5$ en avant, où elle se continue avec la cornée ; en arrière, elle est traversée par le nerf optique.

Cornée. — C'est une membrane transparente à peu près sphérique, un peu plus courbe que la sclérotique avec laquelle elle se continue mais où elle paraît enchâssée comme un verre de montre. Il n'y a pas de vaisseaux sanguins, mais simplement des espaces lymphatiques incolores. Elle possède un riche réseau nerveux de sensibilité et de nutrition.

Uvée. — C'est la membrane vasculaire qui recouvre intérieurement la sclérotique et se décompose en iris, corps ciliaire et choroïde.

Iris. — L'iris est une membrane transversale et verticale au niveau de la limite scléro-cornéenne, de couleur variée, différente suivant les races et les individus. Vers le centre, existe un diaphragme contractile appelé pupille.

La structure de l'iris est musculeuse, vasculaire et pigmentaire avec vernis épithélial se continuant en avant avec celui de la cornée et en arrière avec celui du corps ciliaire.

Corps ciliaire. — Il paraît, en coupe méridienne, comme triangulaire et comprend une partie vasculaire à vaisseaux pelotonnés (procès ciliaires), une partie musculaire (muscle ciliaire) à fibres radiées et circulaires, beaucoup de ramifications nerveuses, sensitives, motrices et vasculaires.

Choroïde. — Membrane essentiellement vasculaire, avec quelques fibres musculaires et cellules pigmentaires, continuant en arrière le corps ciliaire et recouvrant toute la rétine. Elle semble nourrir la membrane nerveuse et la lentille cristallinienne.

Les *milieux* emplissent tout le globe oculaire, mais en des loges distinctes.

Humeur aqueuse. — C'est un liquide fluide, légèrement chloruré et albumineux qui occupe les deux chambres de l'œil : la *chambre antérieure* comprise entre la cornée et l'iris, et la *chambre postérieure*, petit espace situé entre l'iris et le cristallin. Elle paraît sécrétée par l'épithélium des procès ciliaires et rentrer dans la circulation au niveau de l'angle irido-cornéen.

Corps vitré. — Substance gélatineuse et transparente, le vitré occupe tout l'espace rétro-cristallinien. Il est plus sirupeux chez l'enfant que chez l'adulte et le vieillard. Une membrane anhiste l'entoure et s'adapte exactement au cristallin et à la rétine. C'est un tissu très aqueux composé de fibres et de cellules. Il devient parfois le siège de petites hémorragies ou de fines opacités connues sous le nom de mouches volantes.

Cristallin. — Lentille biconvexe, transparente, placée ente l'iris et le vitré, tout contre la pupille, entre les procès ciliaires. Poids, 25 milligrammes, diamètre 10 millimètres, épaisseur 5 millimètres.

Il est maintenu en place par un fin réseau suspenseur, la zonule, qui adhère à la membrane hyaloïde et forme autour de la lentille comme un petit canal ajouré et godronné.

Le cristallin est formé de fibres réunies en lamelles comme un oignon et se trouve enfermé dans une capsule anhiste recouverte de cellules génératrices. A la longue, les parties primitives centrales sont les plus dures et forment le noyau, tandis que les périphériques secondaires restent plus molles et constituent les masses corticales.

Le cristallin opaque constitue la cataracte, pathologique ou traumatique; il peut aussi se déplacer et se luxer.

Rétine. — Tunique nerveuse et interne du globe, la rétine est une membrane tapissée, vers la choroïde, par une couche de cellules pigmentaires hexagonales, mais dans toutes ses autres parties, absolument transparente. Elle mesure de $0^{mm},1$ en avant à $0^{mm},4$ en arrière, friable et peu adhérente à la choroïde, contre laquelle la maintient le vitré.

La rétine se termine en avant vers le corps ciliaire par une partie festonnée (ora serrata), un peu en deçà de l'équateur de l'œil, en arrière du trou optique. Deux points sont encore à noter : le premier, la papille, qui correspond au disque ou cupule blanchâtre d'épanouissement du nerf optique; le second, la tache jaune avec sa fossette centrale, qui occupe assez exactement le pôle postérieur du globe.

La rétine est de structure complexe, puisqu'elle comprend dix couches et trois neurones cellulaires.

Les vaisseaux, artères et veines centrales de la rétine dépendent des artères et des veines ophtalmiques cérébrales.

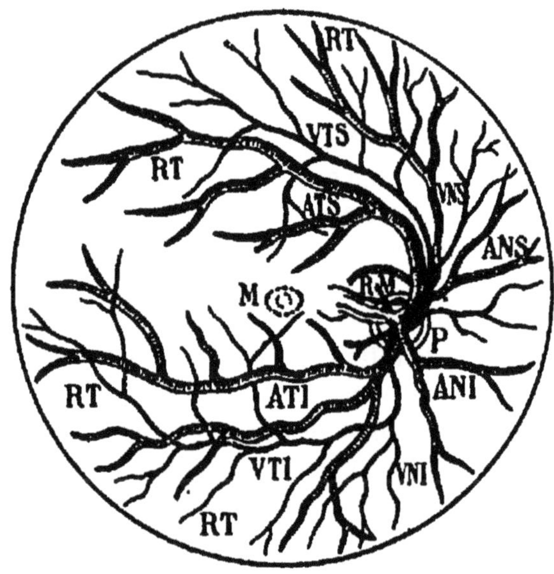

Fig. 5. — Vaisseaux de la rétine.

Artères : ATS, temporale supérieure. — ANS, nasale supérieure. — ATI, temporale inférieure. — ANI, nasale supérieure. — ANI, nasale inférieure. — *Veines* : VTS, temporale supérieure. — VNI, nasale supérieure. — VTI, temporale inférieure. — VNI, nasale inférieure. — RT, rouleaux terminaux. — M, macula. — P, papille optique.

Visible à l'ophtalmoscope, la rétine (avec la papille, sa tache jaune et ses vaisseaux centraux) fournit de précieux renseignements sur l'état oculaire, la circulation cérébrale et diverses maladies générales.

§ 3. — Système nerveux optique.

Ce système nerveux comprend, avec la rétine déjà indiquée, le nerf optique, le chiasma, les bandelettes optiques, ainsi que des centres ganglionnaires sensitifs et moteurs.

Nerf optique. — Il va du globe de l'œil au chiasma à travers le trou optique. Sa portion intra-orbitaire est arrondie, incurvée en S, pour permettre quelque allongement, et longue de 3 centimètres environ. Sa partie intra-cranienne mesure 15 millimètres.

Le nerf optique est entouré, comme le cerveau dont il émane, de gaines et d'espaces qui se continuent avec les enveloppes et les espaces cérébraux. Il va s'entrecroiser partiellement avec son congénère, le nerf optique opposé.

Chiasma. — Il est constitué par l'entrecroisement partiel (décussation) des nerfs optiques un peu en arrière de la gouttière optique du crâne.

Bandelettes optiques. — Elles résultent de l'entrecroisement des nerfs optiques dans le chiasma et sous forme de cordons se dirigeant vers les ganglions optiques qu'elles traversent.

Les nerfs optiques, le chiasma et les bandelettes optiques comprennent des fibres nerveuses qui constituent des faisceaux spéciaux et innervent deux moitiés inégales de la rétine, séparées verticalement au niveau de la macula. Accolés dans les nerfs optiques, ces faisceaux se séparent dans le chiasma. Un faisceau externe va directement dans

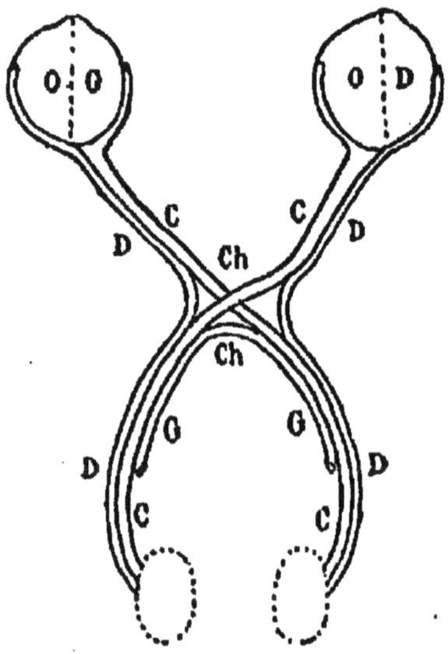

Fig. 6. — Chiasma et bandelettes optiques.

OD, œil droit. — O, œil gauche. — Corps genouillé. — *Ch* chiasma. — C, aisceau croisé. — D, faisceau direct. — G, faisceau de Gowers.

la bandelette correspondante, faisceau direct ; un faisceau interne passe dans la bandelette opposée en s'entrecroisant avec son congénère, faisceau croisé. Le faisceau direct correspond au tiers externe et le faisceau croisé aux deux tiers internes de la rétine. Un faisceau maculaire occupe une position variable suivant la région du nerf optique considéré.

Centres nerveux. — Ces centres sont ganglionnaires, sensitifs et moteurs.

1° *Ganglionnaires.* — Les centres ganglionnaires optiques comprennent les corps genouillés externes, les tubercules quadrijumeaux antérieurs et la partie postérieure des couches optiques ou pulvinar. Les fibres optiques afférentes s'y ramifient et s'accolent à des fibres propres pour former le faisceau intra-cérébral ou sagittal et aboutir à la substance grise du cerveau.

2° *Sensitifs.* — Les centres sensitifs occupent la face interne du lobe occipital, le cunéus, le lobule lingual et le lobule fusiforme, surtout la scissure calcarine. Chaque œil est relié aux deux lobes occipitaux et chaque lobe occipital aux deux rétines. Il semble coexister un centre spécial pour la vision centrale et un autre pour la vision périphérique.

3° *Moteurs.* — Ces centres commandent les nerfs moteurs de l'œil et se trouvent symétriquement placés le long de la ligne médiane et le long de l'aqueduc de Sylvius, au niveau de la région postérieure bulbo-protubérantielle. Les noyaux de la musculature interne (iris et muscle, corps ciliaire) siègent au même niveau.

Tous ces centres ganglionnaires, sensitifs et moteurs, sont unis entre eux par des fibres commissurales; ils doivent aussi être en rapport avec les centres des autres appareils de la vie de relation, mais leur trajet n'est pas encore bien établi.

II. — FONCTIONNEMENT

La physiologie de l'œil et de la vision comprend des fonctions générales de circulation, de sensibilité et de nutrition; des fonctions spéciales de sécrétion, de mouvement, de réfraction; des fonctions nerveuses de réception, de transmission et de perception.

§ 1. — Fonctions générales.

Circulation. — La circulation périoculaire artérielle, veineuse et lymphatique, celle des annexes, est assurée par les vaisseaux faciaux, temporaux et ophtalmiques. Elle est multiple, à la fois intra et extra-cérébrale, ce qui assure son fonctionnement et facilite les réparations morbides ou accidentelles.

La circulation intra-oculaire relève surtout des vaisseaux ophtalmiques, artères ciliaires, veines vorticineuses, et se trouve très développée dans le tractus uvéal, iris, corps ciliaire, choroïde. Quant à la circulation lymphatique, elle se fait uniquement par des espaces variés dans leur disposition et leur étendue, espaces qui entourent l'œil, le pénètrent et le parcourent en divers sens.

Les voies antérieures se rendent vers l'angle irido-cornéen; les voies postérieures communiquent avec les espaces cérébraux; les voies périphériques entourent le globe et font communiquer entre elles les antérieures et les postérieures.

Une inflammation peut donc se propager de dehors en dedans comme de dedans en dehors. Des infections générales, rhumatisme, albumi-

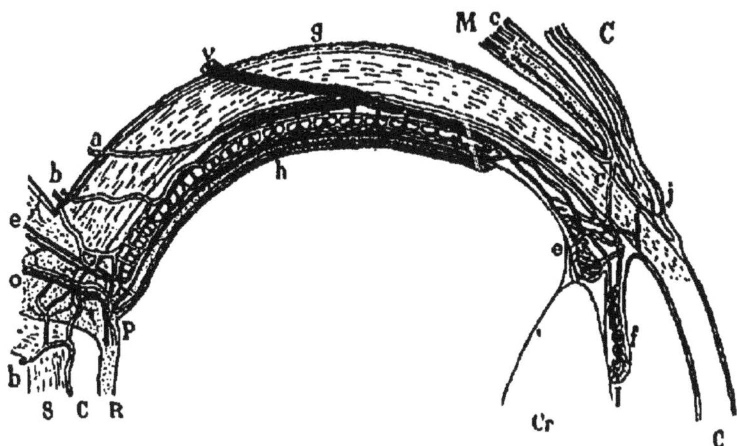

Fig. 7. — Circulation de l'œil.

aa, artères et veines ciliaires longues postérieures. — *b*, ciliaires courtes postérieures. — *c*, ciliaires antérieures. — *s*, sous-durales optiques. — *e*, des procès ciliaires. — *f*, de l'iris. — *g*, épisclérales. — *h*, rétiniennes. — *c*, choroïdiennes. — *j*, de la conjonctive bulbaire. — *v*, vasa vorticosa. — S, sclérotique. — C, choroïde. — R, rétine. — Cr, cristallin. — C, cornée. — I, iris.

nurie, etc., peuvent aussi se manifester du côté de l'œil, surtout de la membrane postérieure uvéale.

Nutrition. — Les annexes se nourrissent par la circulation générale. Le globe emprunte ses matériaux à des sources diverses : la sclérotique, aux vaisseaux ciliaires ; la cornée, aux vaisseaux de voisinage et peut-être à l'humeur aqueuse ; le cristallin, le vitré et les couches externes de la rétine sont sous la dépendance de la choroïde. Les nerfs de sensibilité jouent un rôle important.

L'absorption périoculaire, sous-conjonctivale, est plus ou moins active suivant les substances solides, huileuses, liquides (collyres) que l'on utilise couramment en thérapeutique oculaire.

Sensibilité. — Les milieux de l'œil sont insensibles, la rétine et le nerf optique ne présentant guère que des réactions lumineuses (phosphènes, photopsies) ; la cornée, l'uvée et même les annexes sont particulièrement sensibles.

La tension de l'œil est en rapport avec la circulation, la nutrition et la sensibilité.

§ 2. — Fonctions spéciales.

Protection. — Le globe est protégé par les paupières, le squelette orbitaire et aussi par sa mobilité. Les sourcils retiennent la sueur, les cils arrêtent les petits corps étrangers, la contraction du muscle orbiculaire enfin soutient l'œil durant les grands efforts.

Mouvements. — Les paupières couvrent ou découvrent le globe. Le clignement, c'est-à-dire l'abaissement et le relèvement successif de la paupière, est un réflexe protecteur. Dans certains cas, chez les myopes, par exemple, il réalise la fente sténopéique et améliore la vision. La statique de l'œil dans l'orbite est assurée par l'aponévrose de

Tenon qui l'entoure comme un coquetier, par les paupières, les muscles, etc.

Les mouvements d'élévation ou de latéralité du globe sont produits par les muscles droits et obliques ; ils sont associés à ceux du congénère pour regarder binoculairement en tous sens.

Les nerfs correspondants offrent, en l'espèce, des relations étroites qui permettent de les considérer, avec Grasset, comme un nerf dextrogyre (regard à droite des deux yeux) et un nerf lévogyre (regard des deux yeux à gauche).

Les mouvements de convergence résultent de l'action simultanée des deux muscles droits internes.

S'il n'y a pas concordance dans les mouvements d'association ou de convergence, il survient la vision double (diplopie), du strabisme.

Mouvements ciliaires. — Ils résultent de la contraction des fibres circulaires et radiées du muscle ciliaire et se produisent dans le regard de loin ou de près dans l'accommodation.

Accommodation. — C'est l'adaptation de l'œil aux diverses distances de la vision. Le muscle ciliaire se contracte, tire sur la zonule qui entoure le cristallin et celui-ci se bombe ou s'aplatit. Suivant les théories admises, le bombement se produit activement, par traction sur la face antérieure du cristallin, ou bien passivement par relâchement de la zonule permettant au cristallin de revenir à la forme sphérique. En tout cas, la lentille élastique se bombe pour voir de près et se débombe pour voir de loin.

Quand sa souplesse diminue avec l'âge, l'accommodation faiblit, et c'est ainsi qu'apparaît la presbytie.

§ 3. — Fonctions nerveuses.

La vision comprend la réception, la transmission et la perception visuelles de la lumière, des formes et des couleurs.

La *réception* visuelle se produit dans la rétine, surtout dans les couches postérieures épithéliales. La macula est la plus sensible ; c'est le centre de perception nette, elle perçoit les couleurs (cônes) ; la périphérie est de sensibilité décroissante, et ne perçoit que la lumière (bâtonnets). La région papillaire, émergence du nerf optique, est aveugle (punctum cæcum).

Les diverses couleurs peuvent être non perçues (achromatopsie) ou mal perçues (dyschromatopsie) ; la non perception du rouge constitue le daltonisme. Il existe une sécrétion, le pourpre rétinien, qui se régénère dans l'obscurité. Son absence produit l'héméralopie. Si les deux rétines sont impressionnées en des points symétriques, la vision est simple ; dans les cas contraires, il y a vision double ou diplopie.

La *transmission* visuelle passe par les nerfs optiques, le chiasma et les bandelettes optiques. La section d'une bandelette produit une hémianopsie du même côté, et celle d'un nerf optique une hémianopsie croisée, car l'innervation de chaque rétine est bilatérale.

Les ganglions sous-corticaux sont surtout excito-réflexes.

La *perception visuelle* est essentiellement corticale et localisée dans les circonvolutions de la face interne du lobe occipital, surtout au niveau de la scissure calcarine.

On l'apprécie par la sensation lumineuse, la distinction des formes et la couleur des objets en vision directe ou en vision indirecte, soit avec chaque œil séparément, soit avec les deux yeux simultanément (relief).

La perception lumineuse correspond à l'acuité lumineuse (L), simple ou colorée; la vision directe ou maculaire, à l'acuité visuelle (V); la vision indirecte ou extramaculaire, au champ visuel.

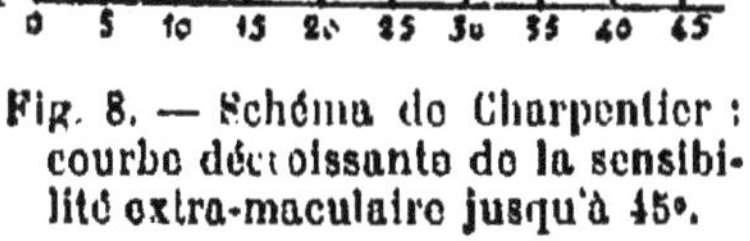

Fig. 8. — Schéma de Charpentier : courbe décroissante de la sensibilité extra-maculaire jusqu'à 45°.

La vision extra-maculaire est rapidement décroissante car les cônes, seuls capables de perception nette, sont beaucoup moins nombreux à la périphérie de la rétine qu'au centre.

Acuité lumineuse simple. — L'acuité lumineuse correspond au degré de perception visuelle de la sensation lumineuse simple ou colorée, centrale ou périphérique.

Elle varie avec la sensibilité individuelle de la rétine, car des sujets à vision égale avec éclairage intensif ont parfois une vision très inégale avec un faible éclairage (héméralopie).

On détermine l'acuité lumineuse soit en recherchant le plus faible éclairage qui permet de distinguer un objet déterminé à certaine distance (limite d'excitabilité rétinienne), soit en établissant le minimum de différence entre deux lumières tendant à s'égaliser (limite de différenciation rétinienne).

Des échelles de teintes sombres exactement graduées suffisent généralement à déterminer l'acuité lumineuse.

Tout photomètre, dans ce sens, peut d'ailleurs servir de photoptomètre.

Acuité visuelle. — C'est la capacité visuelle de percevoir les formes des objets. On la mesure par le plus petit objet ou caractère distingué à une même distance ou bien par la plus grande distance à laquelle l'objet ou caractère est reconnu.

Les objets, en effet, sont vus sous un angle visuel, formé par deux droites qui partent de ses extrémités et s'entrecroisent au point nodal de l'œil. Cet angle visuel, égal à l'angle rétinien, varie pour

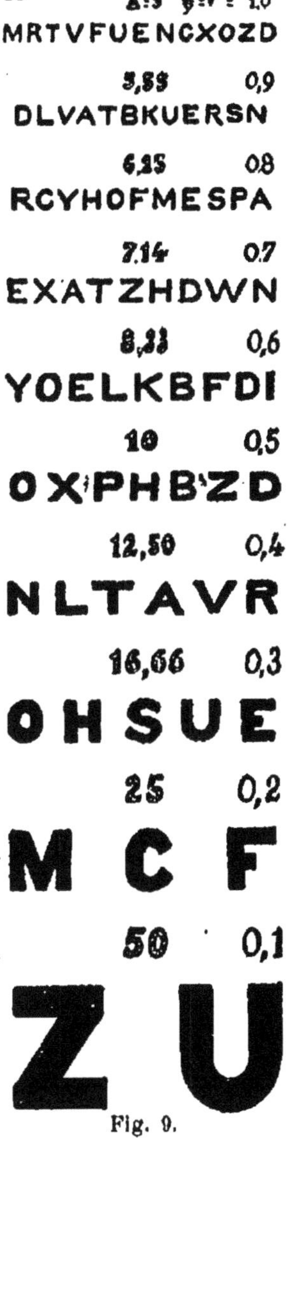

Δ:5 d:V = 1,0
MRTVFUENCXOZD
5,55 0,9
DLVATBKUERSN
6,25 0,8
RCYHOFMESPA
7,14 0,7
EXATZHDWN
8,33 0,6
YOELKBFDI
10 0,5
OXPHBZD
12,50 0,4
NLTAVR
16,66 0,3
OHSUE
25 0,2
MCF
50 0,1
ZU

Fig. 9.

une même distance à l'œil en raison directe de la grandeur de l'objet et, pour un même objet, en raison inverse de la distance.

En pratique, on emploie les échelles de Snellen ou de Monoyer dont la hauteur ou la largeur des optotypes correspondent, pour la distance donnée, à un angle visuel de 5′ et l'épaisseur des jambages à un angle de 1′.

Dans l'échelle de Snellen, l'acuité visuelle est représentée par une fraction dont le dénominateur correspond au chiffre où les lettres seraient lues par un sujet normal et le numérateur, au chiffre où les lettres le sont par le sujet examiné. Exemple : $V = \frac{5}{50} ; \frac{1}{4} ; \frac{1}{2}$.

Dans l'échelle de Monoyer, l'acuité est indiquée dans les mêmes conditions, par une fraction décimale, c'est-à-dire la fraction de la vision du sujet examiné par rapport à la vision d'un sujet normal. Ex. V = 0,5; 0,2; 0,1.

Acuité colorée ou chromatique. — Cette acuité correspond au degré de la perception des couleurs ou chromatopsie.

Elle est plus ou moins développée suivant les sujets. L'absence totale de perception colorée constitue l'achromatopsie et son insuffisance, la dyschromatopsie. La dyschromatopsie et l'achromatopsie pour le rouge correspondent au daltonisme ou anérythropsie.

On mesure l'acuité chromatique avec des échelles de petits carrés à teintes progessives qu'on doit apprécier à des distances déterminées ou avec des appareils spéciaux (Maxwell, Chibret).

Les laines de Holmgreen ou les lettres de Stilling permettent de rechercher la confusion de certaines couleurs et d'établir surtout les dyschromatopsies.

Champ visuel simple ou chromatique. — Il correspond à la surface de perception visuelle de l'œil ou des deux yeux en fixation absolue.

On peut apprécier le champ visuel simplement avec la main ou bien avec des appareils en surface plane (campimétrie) ou courbe (périmétrie).

Dans tous les cas, le sujet regarde droit devant lui et fixement avec un seul œil (l'autre étant couvert) ou avec les deux yeux, et doit percevoir, sans le regarder, un doigt ou un index spécial amené de la périphérie au centre ou du centre à la périphérie, dans les différents sens ou rayons de l'espace.

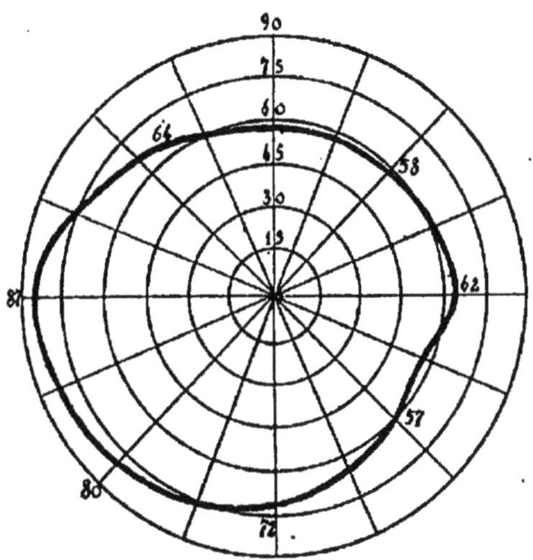

Fig. 10. — Champ visuel normal moyen.

On transcrit ensuite sur des graphiques les points ou degrés correspondants aux moments exacts de la perception visuelle périphérique.

Education des yeux et de la vision. — C'est le cerveau qui voit et non pas l'œil (hystérie, illusions d'optique). Nous devons donc exercer le sens visuel de bonne heure pour apprécier l'espace, le relief, les formes, les couleurs, pour toutes les fonctions et mouvements oculaires voulus. C'est affaire d'intelligence, d'éducation et d'exercices méthodiques ; c'est aussi une affaire de goût et qui rattache heureusement la question de l'éducation visuelle à celle de l'art à l'École.

M. Marchand, l'éminent inspecteur d'Académie de l'Hérault, a fait heureusement, dans ce sens, un pressant appel aux maîtres :

« Une fois de plus, nous nous adressons au bon goût de nos maîtres. C'est à eux, aux institutrices surtout, qu'il appartient d'orner la classe, de lui donner, à l'aide de cartes ou gravures ou même de simples tableaux scolaires (emploi du temps, liste des morceaux choisis, tableaux d'honneur) dressés avec quelque soin, un aspect gai, riant, élégant, qui inspire aux élèves le souci de l'ordre, de l'élégance et de la beauté. Ce n'est pas assez d'assurer leur bien-être et de les préserver des maladies contagieuses. Il faut faire aussi l'éducation de leur goût, et cette éducation ne saurait être trop tôt commencée. L'école propre conduit à la maison propre, l'école élégante à la maison élégante ; et une certaine élégance n'est pas déplacée, quoi qu'on en dise, dans un intérieur même modeste, ni incompatible avec des ressources médiocres. » (*Bulletin de l'Instruction publique du département de l'Hérault*, 1908, p. 245.)

III. — VICES DE RÉFRACTION

L'œil, au point de vue physique et mathématique, manque de précision et paraît très défectueux. Helmholtz a donc pu dire que, si un fabricant lui présentait un tel objet, il le lui laisserait pour compte. Cette boutade humoristique est cependant injuste. L'œil ne constitue pas, en effet, un rigide instrument d'optique mais un merveilleux appareil récepteur et un admirable système accommodateur.

Il existe néanmoins des vices de réfraction.

La *réfraction de l'œil*, déviation des rayons lumineux à travers les milieux oculaires, est statique ou dynamique.

La *réfraction statique* est celle de l'œil passif, au repos, dans le regard ou la vision au loin.

Elle varie selon les courbures des membranes, l'indice des membranes ou des milieux et surtout selon la longueur du globe. Elle se modifie suivant les prédispositions individuelles et avec l'âge, de manière à être normale (emmétropie), ou bien anormale (amétropie) et alors insuffisante (hyperopie), excessive (myopie) ou inégale (astigmie).

La *réfraction dynamique* est celle de l'œil actif, en travail d'accommodation, dans le regard ou la vision de près, aux diverses distances. Elle est plus ou moins considérable selon les sujets, leur constitution, leur vigueur et surtout leur âge.

Atteignant son maximum vers 10 ans, elle diminue graduellement, devient insuffisante pour le travail de près vers 45 ans (presbytie) et nulle vers 70 ans.

Le schéma de Donders en donne la courbe classique.

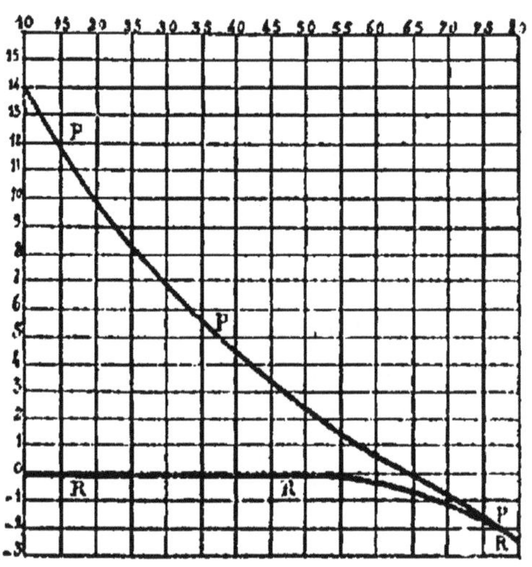

Fig. 11. — Variations de l'accommodation avec l'âge (Donders).

Ligne horizontale = âge. — Lignes verticales = dioptries. — PP, courbe des variations du punctum proximum avec l'âge. — RR, courbe des variations du punctum remotum avec l'âge.

Emmétropie, E. — C'est l'état de réfraction statique, c'est-à-dire de l'œil au repos, dont les courbures, les milieux ou l'axe sont normaux et dans lequel les rayons lumineux parallèles (venant de loin) vont former leur foyer exactement sur la rétine.

L'œil emmétrope est l'œil moyen, ordinaire, normal. Il devient presbyte de 45 à 50 ans.

Hyperopie, H. — C'est l'état d'un œil insuffisamment réfringent, trop court d'ordinaire, dans lequel les rayons lumineux vont former foyer en arrière de la rétine. L'œil est d'autant plus hyperope qu'il est moins réfringent; le verre convexe le plus faible, qui corrige son insuffisance de réfraction et le rend

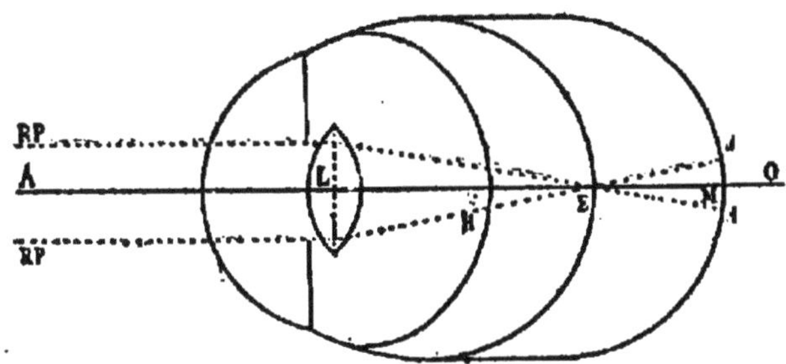

Fig. 12. — Réfraction oculaire.

AO, axe optique. — L, lentille cristallinienne. — RP, rayons parallèles. — E, œil emmétrope à foyer sur la rétine. — H, œil hypermétrope à foyer en arrière de la rétine. — M, œil myope à foyer en avant de la rétine.

emmétrope, représente son degré d'amétropie. C'est l'inverse de la myopie.

L'œil hyperope ne constitue pas un état morbide mais simplement une inadaptation statique à la vision ordinaire, une sorte de moindre développement. Les animaux en liberté, les races primitives, les enfants sont presque toujours hyperopes.

Les verres sphériques convexes (qui augmentent la réfraction) corrigent l'H.; mais étant les mêmes que ceux qui corrigent la presbytie, on a longtemps confondu ces deux états. Ils sont cependant très différents puisque l'H. relève de la réfraction statique (défaut de constitution) tandis que la presbytie dérive de la réfraction dynamique (insuffisance d'accommodation).

Ajoutons que la correction par les verres donne, dans l'hyperopie, des résultats moins complets que dans la myopie, soit par irrégularité des courbures méridiennes, soit par défectuosité fonctionnelle congénitale.

Chauvel, dans ses recherches sur les militaires, a constaté que le tiers seulement des hyperopes possèdent une acuité visuelle supérieure à 0,7 de la normale.

Les complications habituelles sont des troubles visuels, la fatigue oculaire (asthénopie), le strabisme convergent.

Myopie, M. — La myopie est l'inverse de l'hyperopie. C'est l'état de l'œil trop réfringent, trop long d'ordinaire, dans lequel les rayons lumineux parallèles (c'est-à-dire venant de loin) vont former foyer en avant de la rétine.

Le verre sphérique *concave* le plus élevé qui diminue la réfraction, en corrige l'excès et rend ainsi l'œil emmétrope, mesure exactement son degré de myopie.

L'œil myope, loin d'être privilégié comme on le croit et on le dit volontiers, est souvent morbide. Son amétropie résulte ordinairement d'un excès de longueur du globe, d'une adaptation exagérée à la vision de près.

On attribue la myopie à la race bien que les croisements en atténuent l'influence.

On l'attribue aussi au travail scolaire défectueux et prolongé, à une mauvaise hygiène générale.

Motais incrimine justement l'hérédité: il la constate en effet dans 216 familles sur 330 (65 p. 100) et généralement croisée, du père à la fille (86 p.100) et de la mère au fils (79 p. 100).

Cerzellitzer, dans 330 familles ouvrières à myopie dépassant 6 dioptries, trouve en moyenne 30 p. 100 de myopie des père et mère, 20 p. 100 du père, 17 p. 100 de la mère.

Dans la vision de près, en effet, l'accommodation et la convergence sont excessives et le globe, se trouvant comprimé et comme sanglé par les muscles obliques, s'allongerait fâcheusement. Mais ceci n'est rien moins que démontré.

La prédisposition individuelle à la myopie paraît malgré tout primordiale et on attribue trop exclusivement à l'école ce qui relève aussi du développement oculaire correspondant. Il n'y a presque pas, en effet, de myopie congénitale (1 cas sur 300 nouveau-nés d'après German), mais elle survient plus ou moins tôt chez l'enfant ou l'adolescent.

La myopie est variable : faible, simple et stationnaire ou forte, compliquée et progressive ; cette dernière constitue une véritable affection oculaire et entraîne parfois de graves lésions et la perte de la vision.

Les complications de la myopie existent presque

exclusivement dans les degrés élevés, dans les formes progressives et héréditaires. Ce sont l'amblyopie ou diminution de la vision, l'insuffisance de convergence, le strabisme divergent, des troubles du vitré (mouches volantes, hémorragies), la scléro-choroïdite postérieure et enfin le décollement de la rétine.

Ces complications entraînent 10 p. 100 environ de cécité monoculaire.

Il importe de surveiller les enfants prédisposés à la myopie, de les munir en permanence des verres correcteurs de leur amétropie, de surveiller leur état général ; il sera bon d'ailleurs de modérer leurs études et d'éviter les carrières à longue préparation (grandes écoles, armée, marine, etc.).

La formule de Grancher pourrait leur être justement appliquée : double ration d'air, double ration de nourriture, demi-ration de travail.

Des écoles de plein air, comme à Lyon, ou au moins des classes de plein air, comme en plusieurs villes, conviendraient également.

Ne devrait-on pas enfin tenir compte de l'hérédité myopique au point de vue matrimonial ?

Astigmie, As. — C'est un état oculaire à réfraction différente selon les divers méridiens et dans lequel les rayons parallèles incidents ne forment jamais foyer sur la rétine ; le globe ne serait plus régulier, mais comme aplati transversalement, verticalement ou obliquement, et la cornée plus courbe de haut en bas, par exemple, que de dedans en dehors.

La réfraction étant inégale suivant les méridiens principaux, généralement perpendiculaires (As. régulière) ou suivant les diverses parties des mêmes

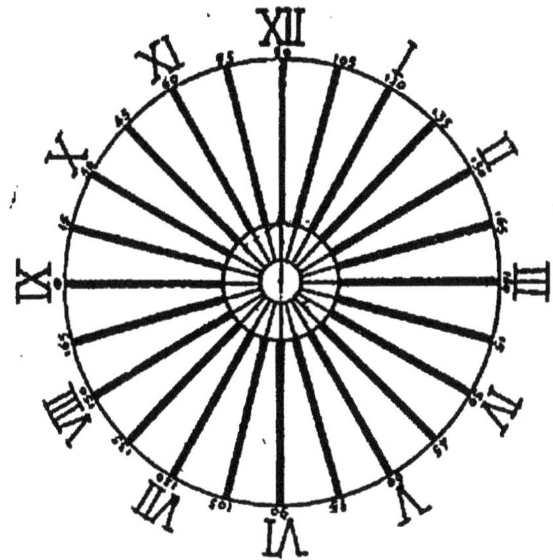

Fig. 13. — Cadran horaire pour astigmie.

méridiens (As. irrégulière), on conçoit diverses variétés d'As. : un méridien principal emmétrope et l'autre myope ou hyperope ou inversement (As. simple) ; le premier plus myope ou hyperope que le second (As. composée) ; enfin celui-ci myope et celui-là hyperope (As. mixte).

Dans toute astigmie, la vision des lignes verticales et des lignes horizontales ne peut être simultanément nette; les unes sont vues nettes et les autres floues; il en est de même des lignes obliques. Les sujets alors inclinent instinctivement la tête pour les voir successivement nettes. Cet état non corrigé est très gênant dans les professions visuelles, chez les peintres en particulier.

L'As. est surtout un vice de conformation statique cornéenne (rarement cristallinienne). On la reconnait aux signes précédents et avec des instruments spéciaux (disques et surtout ophtalmomètres) qui en indiquent exactement le degré et l'axe.

On la corrige avec des verres cylindriques convexes ou concaves appropriés à la nature ou au degré de l'amétropie. On peut d'ailleurs associer ces verres aux verres sphériques, nécessités par une myopie, hyperopie ou presbytie concomitante (verres sphéro-cylindriques).

L'astigmie n'est pas grave par elle-même, mais elle entraîne une amblyopie notable et accroît le trouble de la myopie ou de l'hyperopie concomitante. Elle provoque souvent aussi de l'asthénopie. Elle serait enfin une cause importante de production ou de progression myopiques.

Anisométropie. — Elle correspond simplement à une réfraction inégale des deux yeux, ce qui est assez fréquent. Ses variétés sont nombreuses, puisque toutes les amétropies d'un œil peuvent se rencontrer avec l'emmétropie ou des amétropies inverses du congénère. Les malformations congénitales ou les affections unilatérales en sont la cause habituelle. La correction anisométropique reste très individuelle et un peu empirique.

Presbytie. — La presbytie (du grec *presbus*, vieillard) est l'état de réfraction dynamique dans lequel on ne distingue plus nettement les caractères d'imprimerie durant la lecture ordinaire. Dans l'emmétropie, elle survient de 45 à 50 ans; dans l'hyperopie plus tôt, et dans la myopie plus tard, suivant le degré correspondant. Les myopes forts ne sont jamais presbytes; les enfants hyperopes le deviennent de très bonne heure.

Le travail de près est impossible ou fatigant (asthénopie) et exige des verres sphériques convexes. Il faut les employer dès qu'ils sont nécessaires, surtout pour les professions visuelles; et il vaut mieux tôt que tard.

Lunettes et pince-nez. — Les lunettes chez les enfants sont préférables aux pince-nez. Elles doivent être bien adaptées aux conformations individuelles, avec verres et montures de bonne qualité. Il convient de les faire établir par un oculiste compétent, après examen minutieux, et monter par un opticien estimé. De fréquentes réparations sont plus ou moins nécessaires. Un examen annuel ou semestriel, vu les modifications oculaires de la croissance, est généralement utile.

IV. — AFFECTIONS OCULAIRES COMMUNES

Les troubles visuels de l'écolier relèvent surtout des vices de réfraction, de la myopie et de l'astigmie en particulier. Les lésions profondes consécutives aux maladies générales (fièvres éruptives, rhumatisme, albuminurie) sont relativement rares.

Les néoplasies oculaires ou périoculaires (cancers, kystes) de même que les malformations congénitales (ptosis, buphtalmie, microphtalmie, kératocones ou kératoglobes, colobomes, cataractes, rétinites pigmentaires, etc.) restent exceptionnelles.

Par contre, les maladies externes (ophtalmies), avec quelques traumatismes, paraissent assez fréquentes (5 à 10 p. 100).

Il s'agira surtout, en l'espèce, des affections des annexes ou du segment antérieur : larmoiement, blépharites, conjonctivites. kératites, iritis, cataractes congénitales, strabismes; enfin, des traumatismes avec ou sans corps étrangers. Nous les indiquerons brièvement dans leurs formes habituelles en signalant uniquement leurs caractères essentiels.

Redisons-le, il faut toujours écouter les plaintes oculaires de l'enfant; ces plaintes peuvent être exagérées ou mal localisées, elles ne sont jamais sans fondement; nous devons même les prévenir par l'observation attentive des yeux et des annexes.

La douleur ou la fatigue oculaire, la rougeur, la photophobie, le blépharospasme, le larmoiement, les sécrétions diverses, constituent des éléments morbides révélateurs des affections diverses. Traitées de bonne heure, celles-ci guériront rapidement, tandis que, plus ou moins négligées, elles entraîneront de graves complications.

C'est surtout chez les enfants malingres, affectés de rhinites, d'otites, etc., ou encore en temps d'épidémie (conjonctivite, diphtérie, rougeole) qu'il faudra redoubler d'affectueuse vigilance.

Larmoiement. — Symptôme de trouble lacrymal variable (dacryocystites, rétrécissements canaliculaires), le larmoiement uni ou bilatéral est assez ordinaire chez le jeune écolier dont la racine du nez reste déprimée. Il s'exagère au froid, au vent et à la poussière.

L'enfant essuie fréquemment ses yeux avec le mouchoir ou les doigts et provoque ainsi une notable irritation. La stagnation lacrymale et microbienne concomitante étant déjà une cause d'infection, des ophtalmies graves peuvent se produire.

Pour que les yeux restent sains, il faut d'ailleurs que toutes les poussières s'écoulent dans le nez par les voies lacrymales libres ; ces voies obstruées par malformations, rhinites ou conjonctivites, les microbes pathogènes pullulent et finissent par attaquer le globe oculaire.

On peut dire que l'état lacrymal est une cause habituelle d'inflammation ou de complication oculaire et qu'on ne saurait trop s'en méfier.

La toilette oculaire tiède, matin et soir, avec de l'ouate hydrophile et de l'eau bouillie, le *massage* doux du sac lacrymal vers l'angle interne de l'œil, enfin un simple pansement oculistique (cathétérisme), guériront le larmoiement au début et éviteront souvent de fâcheuses complications.

Blépharites. — Ce sont les inflammations du bord libre des paupières.

Les irritations ciliaires ou glandulaires, la lumière, les poussières, le travail défectueux les provoquent d'ordinaire : le lymphatisme, l'herpétisme y prédisposent. Les conjonctivites, les états lacrymaux enfin les entretiennent ou les aggravent.

Les blépharites sont sèches, à croûtes grises et adhérentes à la racine des cils ou bien humides, ulcéreuses avec épaississement du bord marginal.

Les orgelets (compères Loriot), les chalazions, les kératites concomitantes ne sont pas rares. Elles provoquent la chute des cils, des cicatrices qui dévient les paupières en dehors (ectropion) ou en dedans (entropion et trichiasis). La physionomie oculaire devient alors très défectueuse.

Les blépharites au début guérissent aisément tandis qu'à la longue elles deviennent très rebelles et nécessitent de longs traitements et diverses opérations. Il ne faut jamais les négliger.

Conjonctivites. — Ce sont les inflammations de la conjonctive. Elles résultent de causes générales prédisposantes (lymphatisme), de causes régionales (eczémas, rhinites, otorrhées) et de causes locales (contagion microbienne). Elles se compliquent fréquemment de blépharites, de kératites, etc., etc. Leur marche est aiguë, subaiguë ou chronique.

Les conjonctivites sont très variées et caractérisées par la rougeur, le larmoiement, la sensation de gravier, des sécrétions muqueuses, purulentes, exsudatives, des phlyctènes, des granulations, etc.

Les conjonctivites qu'on observe d'ordinaire à l'école seront donc catarrhales, purulentes, phlycténulaires, folliculaires, printanières, granuleuses, pseudo-membraneuses ou diphtériques.

La C. *catarrhale* est aiguë, subaiguë ou chronique. La forme aiguë est produite par un microbe spécial et très contagieuse ; subaiguë, elle est aussi contagieuse mais résulte d'un autre microbe ; chronique, elle est d'origine diverse ou simplement irritative.

La C. *purulente* est surtout produite par le gonocoque, que l'on trouve dans l'ophtalmie des nouveau-nés et qui entraîne souvent la cécité. Elle est très contagieuse.

La C. *phlycténulaire* est caractérisée par de petites saillies au bord de la cornée, saillies surmontées d'une petite vésicule et provoquant une vive irritation. Il existe ordinairement de l'eczéma, des croûtes nasales, des écoulements d'oreilles et du lymphatisme.

Les phlyctènes entraînent des ulcérations de la cornée et de fréquentes complications (leucomes, staphylomes) et parfois la perte de l'œil. C'est l'ophtalmie strumeuse, la plus fréquente chez les enfants et qu'on ne doit jamais dédaigner.

Les C. *pseudo-membraneuses* produisent des exsudats variés. Dans tous les cas, il faut songer à la diphtérie, à sa contagion redoutable, éviter et traiter vigoureusement les patients (injections de sérum).

Les C. *folliculaire, printanière et granuleuse* (trachome) présentent des caractères spéciaux. On ne peut les apprécier qu'en retournant les paupières. On constate des élevures conjonctivales, comme des grains de sagou, sous la paupière inférieure pour la C. folliculaire et sous la paupière supérieure dans la C. printanière et granuleuse. Les saillies printanières entourent parfois la cornée comme les élevures phlycténulaires ; les saillies granuleuses ou trachomateuses entraînent des lésions de la moitié supérieure de la cornée.

La C. *granuleuse* est très redoutable et d'ailleurs contagieuse dans ses formes fluentes, surtout chez les enfants lymphatiques, dans le milieu familial.

Toutes les conjonctivites exigent des soins précoces et un traitement soutenu que le médecin doit sérieusement appliquer. Il faudra d'autant moins les négliger qu'elles sont plus ou moins graves, contagieuses et curables.

Kératites. — Ce sont les inflammations de la cornée. Elles résultent presque toujours d'une infection extérieure, produisent des ulcérations et parfois de graves abcès. Leurs complications entraînent des taches, des staphylomes et même la perte de l'œil.

La kératite *phlycténulaire* est la plus fréquente, de même nature originelle que la conjonctivite et mérite, comme elle, un traitement rapide et soutenu.

La kératite *parenchymateuse* ou *interstitielle* survient chez les enfants de nutrition ou d'hérédité défectueuse. Elle débute insidieusement, affecte successivement les deux yeux et dure de longs mois; mais elle se termine d'ordinaire par une guérison plus ou moins complète.

Iritis. — C'est l'inflammation séreuse, exsudative ou purulente de l'iris. En dehors des maladies générales de la tuberculose, etc., l'iritis chez l'enfant est secondaire, consécutive aux diverses kératites.

Cataractes. — Les cataractes résultent de l'opacification du cristallin. Congénitales, elles sont partielles et d'ordinaire stationnaires, à forme zonulaire. Les cataractes infantiles sont relativement rares et facilement reconnues à leur blancheur intra-pupillaire.

Strabismes. — Le strabisme est constitué par la déviation d'un œil par rapport à son congénère, avec suppression de la vision binoculaire : un œil regardant un point donné, l'autre œil, au lieu de se porter dans le même sens, se dirige en dedans (strabisme convergent) en dehors (strabisme divergent), en haut ou en bas.

C'est un trouble général et nerveux autant qu'une affection oculaire.

Dans le strabisme vrai ou concomitant, il n'y a pas de paralysie des muscles de l'œil ; s'il y a paralysie, c'est un strabisme paralytique ou une paralysie avec strabisme.

Dans le strabisme, l'œil dévié est généralement à vision plus faible que l'autre. Le strabisme convergent se rencontre surtout chez les hyperopes et le strabisme divergent chez les myopes.

Le strabisme est doublement défectueux : d'abord au point de vue physionomique ou esthétique, ensuite au point de vue visuel, puisque la vision directe reste monoculaire et que l'œil dévié s'affaiblit progressivement.

La guérison peut s'effectuer spontanément avec les années ; mais c'est plutôt rare et il ne faut guère y compter. Un traitement précoce s'impose, d'autant plus que la guérison médicale, optique (verres) ou chirurgicale (strabotomie, avancement) est à peu près assurée.

Traumatismes. — Ce sont les lésions produites

par des agents contondants (poing, pierre, bâton, règle), et des instruments piquants ou tranchants (plumes, aiguilles, canifs, etc.).

Les contusions produisent des ecchymoses, des hémorragies intraoculaires, des plaies de la cornée, de l'iris et des luxations du cristallin; elles sont plus ou moins graves.

Les piqûres restent généralement bénignes, même lorsqu'elles sont pénétrantes, mais elles entraînent parfois des cataractes.

Les plaies larges et profondes produisent des lésions très importantes, avec altérations définitives ou perte complète de l'œil.

Les irritations sympathiques, c'est-à-dire passant d'un œil à l'autre, ne sont pas exceptionnelles dans les blessures profondes avec des instruments infectés; il faut toujours y penser.

Quelle que soit toutefois la gravité de la blessure chez l'enfant, il y a lieu de ne jamais désespérer de la guérison, au moins relative, et d'instituer aussitôt un traitement oculistique approprié.

L'œil blessé toutefois doit être soigneusement examiné, dès l'accident et quelle que soit la bénignité apparente, car de graves lésions peuvent passer inaperçues. Nous avons constaté maintes fois des hémorrhagies intraoculaires, des déchirures de l'iris, des cataractes diffuses et même de larges plaies scléro-cornéennes avec hernies iriniennes méconnues durant plusieurs jours parce que ces lésions n'étaient pas douloureuses. Des corps étrangers parfois volumineux incrustés dans la cornée ou enchassés dans les culs-de-sac conjonctivaux ont été également ignorés et partant négligés.

S'il existe une plaie ou une lésion quelconque de l'œil, inutile d'instiller aucun collyre. Il suffira de laver délicatement l'organe avec de l'eau bouillie et de la ouate hydrophile puis de faire un simple pansement occlusif avec une bande légère. Le médecin fera plus utilement tout le reste.

Prophylaxie. — C'est l'ensemble des moyens hygiéniques ayant pour but d'éviter les accidents et les maladies oculaires.

En outre de la surveillance habituelle des parents, des maîtres et des médecins, il faut, dans ce sens, pratiquer matin et soir la toilette méthodique des yeux, faire un choix judicieux des jouets habituels, enfin réglementer les vacances et les récréations.

Toilette oculaire. — L'enfant touche à tout et pleure volontiers; il frotte ainsi ses yeux avec les doigts souillés de terre, de poussière, d'encre, etc. Très souvent, ses ongles noirs et longs garnis de tous les détritus corporels, du nez, de la bouche, des oreilles, du cuir chevelu ou de la poussière des habits, des jouets, des livres, etc., sont plus ou moins sales et infectants.

On ne saurait trop, à cet égard, se prémunir contre les infections digitales. Tenons donc les mains propres, les ongles courts et ne touchons notre œil qu'avec le dos des phalanges.

Les yeux doivent être lavés à l'eau propre matin et soir, spécialement après les jeux et promenades au vent ou à la poussière.

L'eau tiède est préférable d'ordinaire à l'eau froide, et l'ouate hydrophile vaut mieux que la serviette, surtout que l'éponge, difficile à nettoyer.

Durant les indispositions, les maladies diverses, la toilette oculaire reste nécessaire. Elle est surtout indispensable pendant les rhumes, grippes et fièvres éruptives qui congestionnent les yeux, diminuent la résistance organique et prédisposent ainsi doublement aux ophtalmies et à leurs complications.

La toilette oculaire fait partie d'ailleurs de la toilette générale et, sans se substituer aux parents, les instituteurs ou institutrices peuvent beaucoup sur l'hygiène personnelle des écoliers.

Nous ne pouvons mieux dire encore que M. l'inspecteur Marchand :

« Nous recommandons en conséquence aux instituteurs et aux institutrices et plus particulièrement aux directrices et sous-directrices d'écoles maternelles, de procéder à de nombreuses et minutieuses inspections de propreté : tête, mains, cou; les soins à donner à la chevelure, aux vêtements, aux chaussures, etc., doivent également les préoccuper. Qu'ils ne se lassent pas de prodiguer leurs conseils et ne se rebutent pas si les résultats tardent à se manifester ; qu'ils fassent appel à cet amour-propre que presque tous les parents montrent en ce qui concerne leurs enfants. S'il y a là un peu de vanité, peu importe, la contagion de l'exemple est plus puissante que toutes les admonestations (*Bulletin de l'Instruction publique du département de l'Hérault*, 1908, p. 244). »

Jeux et jouets. — Les jeux sont nécessaires à la santé de l'enfant et les jouets en constituent les éléments habituels. Il y a lieu toutefois de les réglementer ou d'en surveiller l'emploi, car ils occasionnent de nombreux accidents : 25 p. 100 des traumatismes oculaires et 10 p. 100 de cécité doivent y être rapportés.

Les jouets piquants ou tranchants : fer-blanc ou zinc, à angles aigus ; verre, faïence, porcelaine, susceptibles de se casser ; ciseaux, couteaux, flèches, arbalètes, pétards, fusils à capsules, etc., peuvent occasionner de graves accidents. On ne saurait jamais trop s'en méfier.

Conformément aux vœux que nous avons proposés et fait voter au dernier congrès des typhlophiles (amis des aveugles), les pouvoirs publics devraient interdire la vente courante aux enfants, dans les épiceries, bazars, bureaux de tabac, de toutes matières explosibles (poudres, capsules, etc.) et réserver exclusivement cette vente aux adultes chez les armuriers ou débitants spéciaux.

Vacances. — Les yeux, comme tous les organes et l'esprit même, ayant besoin de fréquents repos, les vacances sont nécessaires.

La vision rapprochée fatigue l'accommodation et la convergence; le regard au loin constitue une détente salutaire et les grands espaces sont particulièrement favorables. La rue, surtout les grandes places, les vastes horizons, entraînent un réel bien-être oculaire et visuel. Les touristes et les chasseurs, les marins surtout ne s'y trompent pas et l'apprécient volontiers. Les voyages (colonies de vacances), la campagne, la montagne et la mer seront donc, à cet égard, particulièrement utiles; on ne saurait trop les recommander.

CHAPITRE II

ORGANISATION VISUELLE NORMALE DE L'ÉCOLE

L'organisation normale de l'école, à notre point de vue spécial, comprend les bâtiments, l'éclairage naturel et artificiel, le mobilier, les fournitures, les méthodes d'enseignement et les programmes.

Nous les étudierons successivement.

I. — BATIMENTS

Situation. — Une école sera bien située si elle est suffisamment éloignée des constructions voisines, car l'aération et l'éclairage n'en seront que meilleurs.

Javal fixe la distance qui doit la séparer des bâtiments voisins au double de la hauteur de ces derniers. Fuchs préconise la même disposition en d'autres termes : les maisons environnant les groupes scolaires ne s'élèveront pas à plus de 20° à 25° au-dessus de l'horizon.

Dans quelques cas, faute d'une assez considérable étendue de terrain, cette disposition est irréalisable. On pourra alors, avec profit, employer la suivante : l'école sera juxtaposée d'un côté au bâtiment voisin, afin d'en éloigner le plus possible la façade, et le terrain vide correspondant, avantageusement transformé en cour ou jardin, sur lequel viendront s'ouvrir les fenêtres des diverses salles.

Orientation. — On a longuement discuté sur l'orientation à donner aux bâtiments scolaires. Lang et Reclam préconisent l'exposition au nord; mais dans ce cas, si la lumière est plus régulière, elle est généralement insuffisante.

L'orientation vers le sud est la plus lumineuse, quoique très irrégulière, mais fournit trop de chaleur en été. L'orientation vers l'ouest n'est bonne que pour les écoles qui n'ont pas de classes l'après-midi, afin d'éviter les rayons horizontaux qu'envoie le soleil couchant.

On s'accorde généralement à préférer l'exposition à l'est, au nord-est et au sud-est, c'est-à-dire le grand axe du bâtiment à peu près dirigé de l'est à l'ouest. On obtiendra un plus grand nombre de pièces bien situées en orientant les angles et non les faces de l'école vers les points cardinaux.

Ces règles d'ailleurs ne sont point absolues et, suivant les pays, comportent des tempéraments. Bonnes pour les pays tempérés, elles peuvent être, sous d'autres climats, diversement modifiées.

L'orientation au nord conviendrait mieux dans les régions méridionales. Dans les pays froids et brumeux, on admettra l'exposition au midi. Dans la zone très tempérée, on doit préférer l'orientation diagonale est-ouest avec fenêtres au sud, sur cour ou jardin avec grands arbres.

Les dimensions des salles seront variables, mais toujours suffisantes et en rapport avec le nombre des élèves. A défaut de vastes préaux, on pourra séparer les classes par des cloisons à coulisses permettant, selon les besoins, de les réunir en les transformant en grand hall.

L'utilité de cette mesure est indiscutable. Elle permet d'avoir, les jours de pluie, une salle de récréation assez vaste pour que la vision des écoliers puisse, toutes proportions gardées, se porter sur les objets éloignés.

Les murs des classes seront, de préférence, peints en gris clair, jaune clair, jaune bois ou vert d'eau.

II. — ÉCLAIRAGE

L'éclairage présente pour l'hygiène scolaire une grande importance. Au point de vue somatique, en effet, la lumière est un excito-nutritif et un puissant antiseptique. Sa large distribution s'applique à tous les locaux scolaires. Au point de vue oculaire, elle constitue une des conditions fontionnelles les plus essentielles et intéresse surtout les salles de travail, classes, études, ouvroirs.

En principe, il n'y a jamais trop de lumière à l'école, car d'une façon générale, l'acuité visuelle augmente ou diminue avec l'intensité lumineuse et le travail oculaire est rendu plus facile.

Un éclairement insuffisant par contre gêne le travail, entraîne de la fatigue visuelle, de l'asthénopie et prédispose à la myopie.

Le *minimum d'éclairage scolaire* est toutefois difficile à indiquer en bougies décimales ou lux, qui correspondent approximativement à un dixième de Carcel ou un vingtième de Violle, car les appréciations photométriques sont très divergentes.

Le soleil constitue un foyer lumineux équivalent, au bord de la mer, à 100.000 lux d'après Fabry, au double et même plus pour d'autres. Son intensité varie selon les conditions atmosphériques (nuages, saisons, altitudes, etc.).

Un bon éclairage d'appartement, avec grandes fenêtres et lumière solaire indirecte, donne de 40 à 50 lux tandis que les salles de bal de l'Hôtel Continental, avec la lumière artificielle, présentent seulement de 12 à 30 lux (de Verville).

Avec Colin, Javal, Gariel, etc., il nous semble qu'un éclairage scolaire doit être de 15 à 20 lux, au minimum de 10 lux; dans les écoles spéciales, à travaux minutieux et prolongés (couture, broderie, dessin, gravure, etc.), on devra exiger au moins 15 lux.

Il faut étudier séparément l'éclairage naturel et l'éclairage artificiel.

Eclairage naturel. — Les règles générales d'un bon éclairage sont d'une haute importance. Elles ont été bien formulées par Cohn et par Javal. Pour le premier, il ne peut y avoir trop de lumière. Le second nous dit que, par un temps couvert, on doit pouvoir aisément travailler à l'endroit le plus mal éclairé.

Enfin, on doit voir le ciel à toutes les places, sur une hauteur minima de 25 à 30 centimètres.

Comment réaliser ces conditions ?

L'éclairage naturel des classes, en outre de l'état atmosphérique, reste sous la dépendance directe de l'orientation des fenêtres et de leurs dimensions.

Dans l'orientation des fenêtres, l'éclairage doit-il venir d'en haut, de face, par derrière ou latéralement ?

En haut, il fournit trop de chaleur en été ; de face, il est trop éblouissant ; par derrière, il projette sur la table de travail l'ombre du corps de l'écolier.

L'éclairage *latéral* reste donc préférable. Mais doit-il être uni ou bilatéral ?

L'éclairage *unilatéral* gauche a été recommandé par Cohn, Erisman, Zwez, Émile Trelat, et paraît aujourd'hui généralement adopté. Des fenêtres peuvent exister à droite pour la ventilation, mais elles sont alors aveuglées par des panneaux ou des stores épais.

L'éclairage *bilatéral* est surtout préconisé par Javal et Gariel. Cet éclairage ne serait pas sain pour l'œil. Des fenêtres opposées laissent passer des lumières contraires et donnent naissance à des doubles ombres qui produisent un faux éclairage. « Les silhouettes rompues, dit Trélat, ne se dégagent pas, les modelés sont perdus dans des valeurs effacées, la forme et la couleur se dérobent. »

Si toutefois l'éclairage unilatéral gauche reste insuffisant, il ne faut pas, disent ses partisans, se priver de la lumière que procurent les ouvertures placées à droite de l'élève et qui vient, vers le soir, remplacer celle qui diminue de l'autre côté. C'est aussi l'opinion de la Commission française dans sa préparation du règlement scolaire de 1880.

Dans le même sens, on emploie parfois l'éclairage dit *de secours*, en donnant aux fenêtres de droite une superficie égale à la moitié de celle des fenêtres de gauche. C'est un éclairage bilatéral avec intensités lumineuses différentes. On l'appelle aussi *bilatéral différentiel* par opposition au *bilatéral équivalent*.

On s'accorde donc généralement à préférer l'éclairage unilatéral gauche, mais dirigé un peu obliquement d'arrière en avant, pour que l'écolier reçoive la lumière par-dessus son épaule gauche (Siméon Snell).

Les fenêtres seront situées à gauche ou à gauche et à droite, plus hautes à droite qu'à gauche, mais s'arrêtant à 1 m. 30 du sol pour éviter la réflexion lumineuse sur les yeux des élèves.

Les fenêtres mal orientées, recevant la lumière directe, ne doivent pas être munies de *marquises* qui retiennent trop la lumière, de *volets* qui la réduisent de côté ou de *jalousies* qui l'arrêtent en haut.

Les *étoffes* pour stores seront *unies*, jaune clair et de premier choix, car les rayures rendent la lumière inégale. Les teintes jaunes donnent plus de clarté et les bonnes qualités sont plus translucides que les mauvaises.

Le verre dépoli ne doit pas entrer dans la vitrerie des ouvertures. Il diffuse, il est vrai, la lumière dans toutes les directions, mais la rend indécise et éblouissante. On peut toutefois en tolérer quelque partie en bas des châssis pour empêcher la vue des objets extérieurs. Enfin, pour répartir plus également la lumière dans toutes les parties de la classe, ne pourrait-on pas donner aux plafonds la forme parabolique?

Quelles seront les dimensions des fenêtres?

Cohn proposait 1 mètre carré de fenêtre pour 5 mètres carrés de sol. L'école prussienne, exposée à Paris en 1868, possédait environ 1/2 pied carré de fenêtre pour un pied carré de parquet. L'école américaine en avait davantage : autant de surface de vitrage que de sol. L'école suédoise (exposition de Vienne, 1873) réalisait la proposition de Cohn. L'école Ferrand (exposition de Paris, 1878) ressemblait à ce point de vue à l'école américaine. Enfin, l'école Francklin, à Washington, reçoit un éclairement plus intense, car l'aire des ouvertures dépasse la superficie du sol.

Sans atteindre ces limites, on obtiendra un bon éclairement lorsque le vitrage et le sol seront dans le rapport de 1 à 3, ou mieux encore de 1 à 2, de 1 à 1,5. On n'aura jamais trop de lumière. Risley fixe comme limite minima la fraction 1/6, c'est-à-dire six fois plus de sol que de vitrage.

Ces règles s'appliquent à l'éclairage latéral gauche; dans l'éclairage latéral droit, les fenêtres doivent s'ouvrir à 3 mètres au moins du sol. Si l'éclairage reste insuffisant, conséquence de conditions extrinsèques (climat brumeux, rues étroites, etc.), on tirera profit des fenêtres aux angles abattus, taillés en biseau aux dépens de la face extérieure du mur. On pourrait aussi installer en dehors des fenêtres, des réflecteurs métalliques ou autres, inclinés de 35 à 40°.

Pourquoi enfin ne pas utiliser exceptionnellement l'éclairage par en haut? La commission française le repousse à cause des difficultés de nettoyage, de l'accumulation éventuelle des poussières ou des neiges sur le vitrage, de l'ombre portée par la tête de l'enfant, etc. Les peintres, les dessinateurs s'en trouvent bien. Les écoliers, faute de mieux, en profiteront largement.

Eclairage artificiel. — L'éclairage artificiel laisse souvent à désirer et provoque aisément de l'asthénopie, c'est-à-dire de la gêne, de la fatigue ou de l'irritation oculaires également favorables à la myopie. Les caractères d'imprimerie paraissent confus, il survient de légères douleurs périorbitaires, de la photophobie, du blépharospasme, même de la rougeur.

Il en est ainsi surtout quand les yeux sont déjà malades ou amétropes et lorsque la lumière est riche en rayons ultra-violets (incandescence) ou vacillante (cinématographie); mais on l'observe aussi sur des yeux normaux avec une lumière convenable.

Ces troubles se manifestent davantage avec les appareils modernes d'éclairage intensif (manchons ou fils incandescents du gaz et de l'électricité) qu'avec les anciens éclairages, à la bougie, à l'huile ou au pétrole. On avait cru d'abord que les rayons caloriques, surtout rouges, étaient les plus irritants, car la chaleur entraîne la congestion céphalique ou oculaire et le cristallin est parfois gravement affecté (cataracte des verriers); mais on sait aujourd'hui que les rayons chimiques sont particulièrement nocifs et l'on incrimine surtout les rayons violets et ultra-violets. Peut-être même exagère-t-on quelque peu à leur égard, la lumière naturelle étant assez riche en rayons de cette nature et les yeux évidemment adaptés. Il importe néanmoins de se préserver dans une certaine mesure en choisissant les modes d'éclairage les plus favorables ou en les neutralisant par des verres appropriés.

La bougie, l'huile, le pétrole, le gaz simple sont pauvres en rayons ultra-violets; l'incandescence avec le gaz, l'alcool, l'acétylène en sont déjà plus riches; puis viennent l'incandescence électrique, la lampe à arc et surtout à mercure qui en sont très riches.

L'œil se fatigue, s'irrite, larmoie et peut même présenter de la conjonctivite, de la kératite et de l'iritis (ophalmies des montagnes, de la réflexion des neiges, ophtalmies électriques). Faut-il donc, pour éviter les méfaits des rayons ultra-violets, revenir aux vieux éclairages? Ceux-ci sont très insuffisants et comme l'éclairage artificiel pêche toujours par défaut, l'incandescence au gaz, à l'alcool, à l'acétylène et surtout l'incandescence électrique s'imposent; mais il importe d'empêcher l'action nocive des rayons violets. Des verres nombreux plus ou moins riches en plomb ont été préconisés dans ce sens, mais la plupart restent encore insuffisants.

Les verres blancs, gris, bleutés dits conserves, sont peu efficaces. Les verres fumés surtout foncés valent un peu mieux, mais diminuent notablement l'intensité lumineuse et la visibilité. Les verres jaunes, jaunes-verdâtres de Fieuzal ou jaunes-oranges de Motais paraissent préférables. Les verres euphos, de Schanz et Stockhausen, arrêteraient enfin presque tous les rayons ultra-violets sans affaiblir l'intensité lumineuse et seraient particulièrement recommandables.

L'éclairage artificiel est généralement effectué au moyen de l'huile, du pétrole, de l'acétylène, du gaz ou de l'électricité.

Lorsqu'on ne peut avoir le gaz, le pétrole doit être préféré à l'huile.

Mais de tous les éclairages, celui à l'électricité est le plus rationnel et le plus hygiénique. Risley préconise les lampes à incandescence de 16 bougies, en verre dépoli ou blanchi. Une partie des lampes serait placée au centre de la classe, l'autre disposée le long des corniches. Leur nombre serait suffisant lorsqu'il y aurait une bougie et demie par mètre cube d'espace.

Les sources d'électricité sont relativement rares en France comme à l'étranger. Les usines à gaz sont, au contraire, très nombreuses, et la plupart des écoles sont éclairées par elles. Aussi est-ce ce mode d'éclairage qui nous occupera le plus.

La lumière fournie par la combustion du gaz d'éclairage a le grave défaut d'être teintée de jaune et de dégager trop de chaleur. Il est toutefois facile de parer à cet état de choses par l'emploi du manchon Auer, qui fournit une lumière blanche et peu chaude.

La lumière du bec Auer, d'une part, est manifestement plus blanche et plus éclairante. La chaleur et les produits de combustion sont d'autre part beaucoup moindres.

Les produits de combustion sont d'ailleurs moins abondants avec le bec Auer.

La toxicité de dégagement du gaz avec manchon Auer étant 7, celle de l'alcool avec manchon est 10, celle de l'acétylène 14, du pétrole 44, de l'huile 56, du gaz papillon 80 et de la bougie 90.

Mais que l'éclairement soit fourni par le gaz ou l'électricité, il y a toujours dans les classes des places mal éclairées, lorsque, par exemple, elles sont trop éloignées des sources lumineuses, ou bien quand la lumière se trouve derrière l'écolier, dont l'ombre est alors projetée sur la table de travail.

Pour remédier à cet inconvénient, on a préconisé l'éclairage par la lumière diffuse, dont tout l'honneur revient à Boufnoff, qui, le premier, l'a imaginé.

Il consiste à projeter la lumière directement au plafond qui la réfléchit et la diffuse également dans toute la salle correspondante. Jaspar, de Liège, appliqua ce mode d'éclairage en 1881 avec des lampes électriques et des réflecteurs en métal nickelé. Schuebert, de Nuremberg, l'emploie avec succès. La Commission scolaire hygiénique de Saint-Pétersbourg (1883) en propose l'emploi, et peu après Erismann se déclare satisfait de son application. En 1889, Renk et Menning adaptent des réflecteurs transparents, en verre opale, à des brûleurs à gaz. Kermauner et Pransnitz emploient des becs Auer placés au fond d'un entonnoir en verre opale, réfléchissant la lumière vers le plafond. Ils concluent qu'il faut, dans une salle de 4 mètres de hauteur, un bec Auer pour 12 mètres carrés de surface. En 1896, le Dr Dargelos reprit, au lycée Mignet, d'Aix-en-Provence, en les modifiant, ces intéressantes recherches. Aux lieu et place des réflecteurs divergents ordinaires, il employa des réflecteurs paraboliques en cuivre, bronzés à la face inférieure, argentés à la supérieure, agencés sous les becs Auer de façon que le foyer incandescent se trouvât au foyer de la parabole, l'appareil étant à 1 m. 20 du plafond.

D'après le Dr Dargelos, les expériences sont concluantes; la lumière ainsi obtenue est « uniforme, douce, sans ombres, à clarté abondante, donnant à la salle un aspect joyeux ». Notons aussi ce détail pratique très important que le prix de revient de cet appareil, mis en place, serait de 30 francs, mais que, la consommation du gaz étant moindre, on peut, dans un laps de temps relativement court, économiser le prix de l'appareil.

En résumé, on doit rechercher de préférence la lumière diffuse, qu'elle soit fournie par l'électricité ou par le gaz avec bec Auer. L'acétylène peut être parfois avantageuse. Le pétrole et l'huile ne sont qu'un pis-aller.

III. — PHOTOMÉTRIE

L'éclairage scolaire, pour sa détermination exacte, relève surtout de la photométrie.

La photométrie scolaire a pour objet la mesure

du degré d'éclairement des divers locaux des écoles, des tableaux, des planches murales, ainsi que des places individuelles des maîtres et des écoliers.

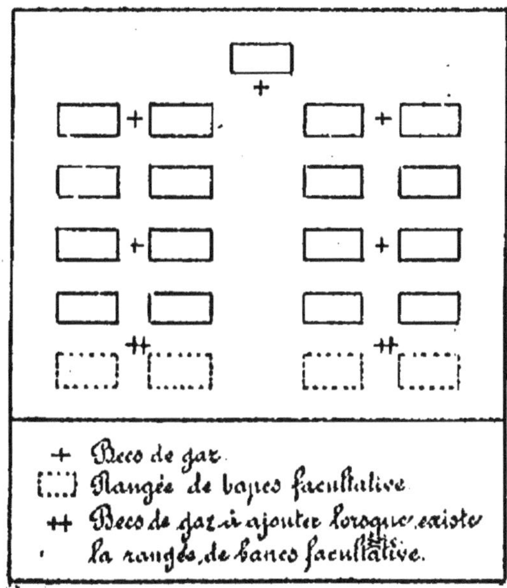

Fig. 14. — Plan photométrique.

Elle est d'une grande importance pratique car elle doit régler, à l'école, l'affectation spéciale des divers locaux et la disposition particulière du mobilier et des élèves.

On peut en rapprocher d'ailleurs, comme résultats comparatifs la simple lisibilité courante à 30 centimètres, le cubage des classes, la superficie relative du sol et du vitrage, enfin la détermination de l'angle céleste avec stéréogoniomètre de Weber.

Des graphiques ou plans établis d'avance permettent d'indiquer, dans chaque classe et pour chaque place, l'éclairage photométrique naturel et artificiel.

La photométrie est déterminée avec des instruments spéciaux plus ou moins compliqués et pratiques. Les photomètres destinés à un usage exclusivement scolaire sont ceux de Bertin-Sans avec application du principe de Rumford et de Petrouschewsky, établi d'après la méthode de diaphragmentation ; ceux de Mascart, de Weber, de Javal, de Landolt, basés sur l'acuité visuelle, et ceux d'Imbert, Cohn, Truc sur l'emploi des milieux absorbants. « Les photomètres déjà existants ne paraissent pas adaptés aux conditions scolaires courantes et ne sont pas suffisamment pratiques et rapides dans leurs résultats. L'appareil de M. Truc paraît réunir les conditions désirées, par sa simplicité et son adaptation scolaire exacte » (H. Bertin-Sans).

Photomètre H. Truc. — Ce photomètre se compose essentiellement de textes uniformes dont la lisibilité, pour un même observateur placé à une distance fixe, varie avec l'éclairement du milieu.

Il est constitué par un cadre mesurant $0^{m},23$ de longueur sur $0^{m},17$ de largeur. Dans ce cadre, se trouve le texte choisi répété cinq fois et recouvert successivement par une, deux, trois, quatre et cinq lames de verre ou de gélatine, d'égale épaisseur et de teinte identique. Il en résulte que le texte recouvert par une seule lame demandera, pour être lisi-

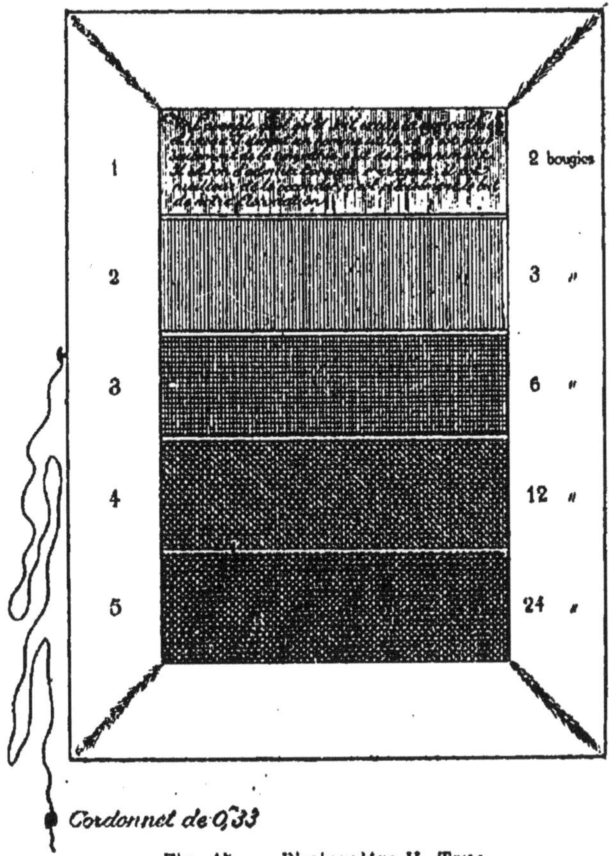

Fig. 15. — Photomètre H. Truc.

ble, une quantité de lumière beaucoup moins considérable que celui qui est recouvert par plusieurs lames.

Un petit cordonnet long de $0^{m},33$, dont l'extrémité libre doit être maintenue contre l'apophyse orbitaire externe de l'observateur, est fixé sur l'un des côtés de l'appareil et règle la lecture des textes à la distance ordinaire du travail.

Cet instrument présente parfois, dans certaines incidences, une réflexion gênante de la lumière sur les lames de verre. Pour l'éviter, il suffit de faire varier légèrement le plan de l'appareil. D'ailleurs, afin de l'atténuer encore, on a remplacé les lames de verre par des feuilles de gélatine. On pourrait d'ailleurs y remédier mieux encore en laissant le texte à nu et en l'estompant graduellement ou bien en plaçant le verre progressivement teinté devant les yeux, en lames et sous forme de lunettes graduées. Mais le système actuel, suffisamment exact, paraît plus rapide et partant plus pratique.

Ce photomètre doit être gradué par l'observateur lui-même, dans une chambre obscure, au moyen de la bougie « l'Étoile », prise comme étalon. On note sur le cadre le nombre de bougies-mètres nécessaires pour lire chaque paragraphe du texte.

Photomètre individuel de Katz. — Le Dr Katz (de Saint-Pétersbourg), considérant les contradictions relatives au nombre des bougies-mètres de travail et la difficulté de fixer un minimum photométrique en raison des variations individuelles et professionnelles, applique une autre méthode. Il détermine la réserve de lumière nécessaire au travail et établit

1. Pour des ateliers N° 1.

(Professions demandant au moins $^3/_4$ de la vision normale : graveurs, diamantaires, horlogers, etc.)

AUTANT QUE L'OBSERVATION DE TOUTES LES RÈGLES DE L'HYGIÈNE D'ÉCLAIRAGE A LA CONSTRUCTION DE BATIMENTS POUR ÉCOLES ET ATELIERS ET LEUR [illegible] D'ÉCLAIRAGE ARTIFICIEL [illegible] PAS D'UN CONTROLE LA SUFFISANCE RÉELLE DE CET ÉCLAIRAGE RÉALISÉ DANS LES BATIMENTS PRÉCITÉS ET QUE CETTE APPRÉCIATION PROVISOIRE [illegible] PAS [illegible] DE LA RÉSERVE DE LUMIÈRE [illegible] DES OUVRIERS — AUTANT UNE APPRÉCIATION DÉFINITIVE DE LA SUFFISANCE DE L'ÉCLAIRAGE, AUSSI BRILLANTS QUE SOIENT SES RÉSULTATS, [illegible] PAS L'APPLICATION JOURNALIÈRE DU PHOTOMÈTRE INDIVIDUEL. SANS COMPTER QUE LA LUMIÈRE DU JOUR QUI A ÉTÉ JUGÉE [illegible] SUFFISANTE PENDANT UNE PARTIE DE L'ANNÉE ET À CERTAINES HEURES DU JOUR, PEUT DEVENIR INSUFFISANTE EN CERTAINES PLACES À UNE AUTRE ÉPOQUE DE L'ANNÉE ET À D'AUTRES HEURES, PAR UN TEMPS SOMBRE ET LORSQUE LES FENÊTRES SONT SALIES, ET QUE L'ÉCLAIRAGE ÉLECTRIQUE AVEC NOUVELLES LAMPES PEUT DEVENIR INSUFFISANT LORS

2. Pour des ateliers N° 2 et les écoles professionnelles.

(Ouvrages de main exigeant au moins $^1/_2$ de la vision normale : couture, broderie, passementerie, etc.)

FACILEMENT RÉSOLUS PAR LE MESUREUR DE LA RÉSERVE DE LUMIÈRE. CES MÊMES RAISONS NON MOINS SÉRIEUSES ET PLUS FRÉQUENTES PEUVENT ÉGALEMENT S'APPLIQUER AUX ATELIERS OU LES EXIGENCES INDIVIDUELLES ET PROFESSIONNELLES SONT PLUS VARIÉES EN CE QUI CONCERNE L'ÉCLAIRAGE DES EMPLACEMENTS DES OUVRIERS. PRENANT EN CONSIDÉRATION COMBIEN LA SOCIÉTÉ CULTIVÉE, CHEZ NOUS COMME A L'ÉTRANGER, SE PÉNÈTRE DE L'IMPORTANCE DE LA GARDE DE LA SANTÉ EN GÉNÉRAL ET DE L'HYGIÈNE DES YEUX EN PARTICULIER — COMBIEN ON PRÊTE D'ATTENTION AU CHOIX DES LOCAUX AFFECTÉS AUX ÉCOLES AU POINT DE VUE DE L'ÉCLAIRAGE

3. Pour les établissements d'enseignement.

(La lecture et l'écriture qui demandent au moins $^1/_3$ de la vision normale.)

INDIVIDUELLE — COMBIEN LES ATELIERS COMMENCENT DE-CI DE-LA A ÊTRE EUX-MÊMES L'OBJET D'UN CONTROLE SANITAIRE — CONSIDÉRANT TOUT CELA ON PEUT ESPÉRER QUE LE TEMPS N'EST PAS ÉLOIGNÉ OU L'ON FERA AUTANT ATTENTION DANS LES ATELIERS QUE DANS LES ÉCOLES A LA SUFFISANCE DE LUMIÈRE

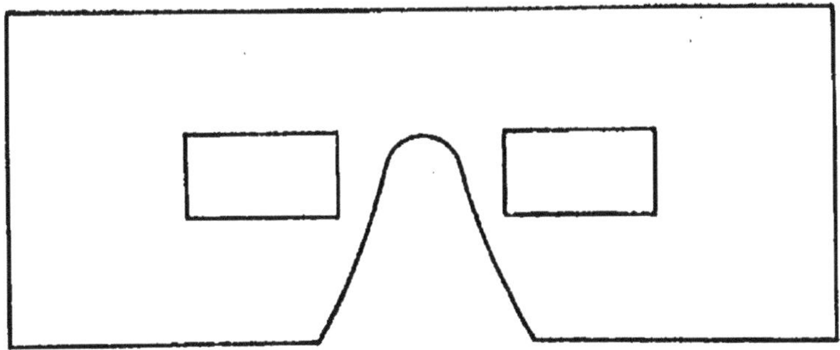

Fig. 16. — Photomètre individuel de Katz.

que cette réserve doit être des 24/25 de l'éclairage, c'est-à-dire que l'éclairage de la table de travail doit être 25 fois plus fort que l'éclairage nécessaire pour la simple perception de l'objet de travail.

Des verres fumés absorbant les 24/25 ou 96 p. 100 de l'éclairage, enchâssés dans une monture, constituent le mesureur de la réserve de lumière, le photomètre individuel.

Ce simple instrument est applicable en tous cas et en tout lieu comme un photomètre ordinaire mais il ne donne aucune mensuration photométrique ; il indique simplement si l'éclairage minimum est suffisant ou insuffisant pour le travail.

Des caractères d'essai pour la détermination de la suffisance de la réserve de lumière sont annexés à l'appareil.

Ce sont des lettres de trois dimensions : 1° hauteur $0^{mm},6$ et $0^{mm},7$ exigeant 3/4 d'acuité visuelle et correspondant aux plus fins travaux, broderie, gravure ; 2° hauteur de 1 millimètre pour acuité visuelle de 1/2 pour travaux manuels de couture, dessin, etc. ; 3° hauteur $1^{mm},5$ avec vision 1/3 pour lecture, écriture, etc.

L'appareil de Katz, au point de vue individuel, est véritablement pratique et très recommandable.

IV. — MOBILIER SCOLAIRE

Sous le nom de mobilier scolaire, nous comprenons seulement les tables et les bancs ou mieux les tables-bancs. Les autres objets mobiliers, comme le tableau noir ou les planches murales, seront plutôt étudiés avec les fournitures scolaires.

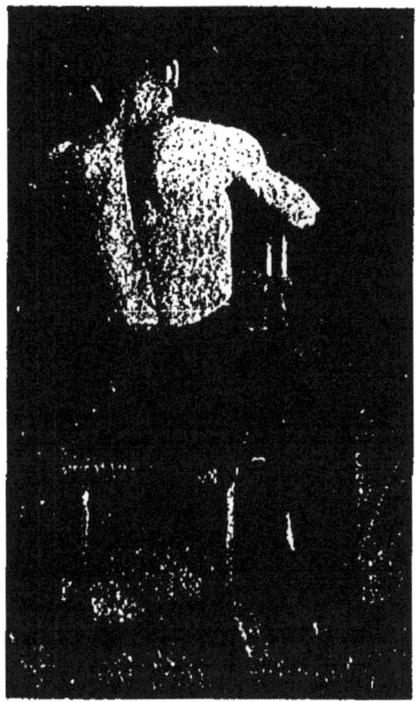

Fig. 17. — Position incorrecte.

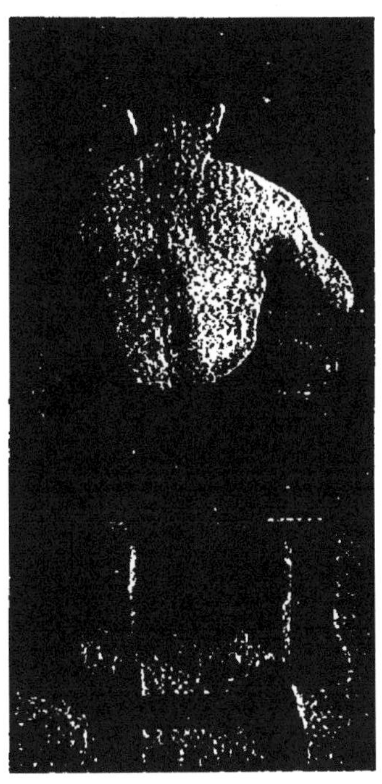

Fig. 18. — Position correcte.

Le mobilier scolaire défectueux est, avec l'éclairage insuffisant, un des principaux éléments de la myopie scolaire. Par les attitudes vicieuses qu'il détermine, c'est aussi le grand facteur des déviations de la colonne vertébrale. Il condamne à la station assise continue, gêne les mouvements, entrave la respiration et la circulation, enfin il altère la nutrition générale.

On comprend qu'il soit depuis longtemps l'objet de préoccupations spéciales des hygiénistes et des pédagogues.

Dès 1833, Guizot ouvrit une enquête sur le mobilier et le trouva insuffisant et en mauvais état dans la plupart des écoles. Ch. Robert, en 1861, rapporte dans les « plaintes et vœux des instituteurs », que, dans certaines écoles, les tables « sont formées de quelques ais mal joints posés sur des tréteaux ». A Paris, Gréard détermina l'abandon de longues tables pour 8 et 12 élèves. Les modèles furent réduits à 3 ou 4 places. A l'Exposition de Paris (1867) la Silésie, la Suède et l'Illinois exposèrent des mobiliers réalisant des progrès très sensibles. Le modèle suédois inspira le mobilier d'un industriel dieppois, Robert Dufresne, en sapin avec table à une seule place et d'un prix peu élevé. Après l'Exposition de 1878, les tables-bancs de la Belgique, de la Suisse, de l'Autriche, du Grand Duché de Luxembourg, furent trouvées supérieures. Après l'Exposition de Philadelphie, le dernier mot du progrès dans le mobilier scolaire parut être le pupitre à une seule place (single desk) avec un siège à dossier. Il existe à Boston dans toutes les classes, et de là s'est répandu un peu partout. En Pensylvanie et à New-York, il y a encore le double desk. Nulle part n'existent plus les tables à 5 ou 6 places. Le single desk se fabrique pour 6 ou 8 tailles différentes, depuis la primary school jusqu'à la normal school, de l'enfant de six ans jusqu'à l'étudiant de vingt ans.

Mais voyons d'abord ce qui concerne la table et le banc en rappelant que ces réformes fondamentales dérivent des travaux de H. Meyer ou des recherches pratiques de Fahrner et que la meilleure

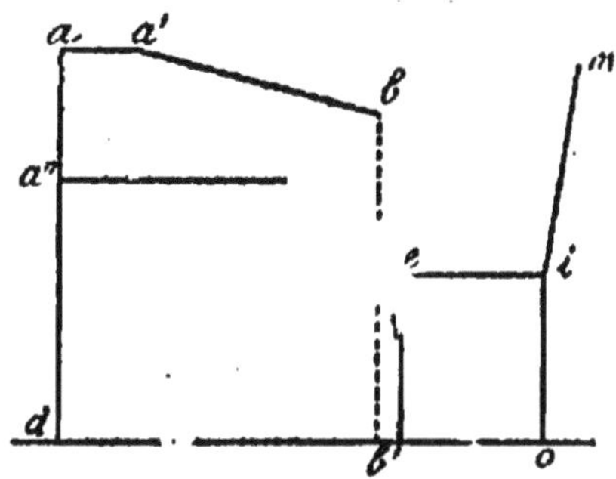

Fig. 19. — Table-banc.

ad, hauteur de la table. — *a'b*, inclinaison du pupitre. — *bb'*, hauteur du pupitre. — *b'e*, hauteur du banc. — *ei*, largeur du banc. — *im*, inclinaison du dossier. — *b'* distance positive de la table au banc.

position assise, c'est-à-dire pouvant être le plus aisément soutenue sans fatigue, est celle où le poids du corps tombe légèrement en arrière de la ligne ischiatique, les reins soutenus par un léger dossier dans la courbure sacro-lombaire, à la hauteur des coudes.

La table présente, à considérer, sa hauteur, sa largeur, l'inclinaison de la tablette ; le banc sa largeur, sa profondeur, sa hauteur et son dossier.

Les rapports de la table et du banc, leur distance et leur différence offrent un grand intérêt.

On appelle *distance* l'écart horizontal de la table et du banc. Cette distance est *négative* lorsque la table surplombe le banc ; elle est *positive* quand le banc déborde la table.

On appelle *différence* la différence verticale entre la table et le banc.

Dans la plupart des écoles de France et de l'étranger, le mobilier n'est pas adapté à la taille des écoliers. Le plus souvent, le banc est trop haut, et les pieds des enfants ne peuvent reposer sur le sol ou atteindre l'appui placé sous la table à cet effet. La *distance* trop grande ou la *différence* exagérée obligent l'élève à se pencher en avant et, mettant le livre ou le cahier trop près de ses yeux, lui imposent une attitude fatigante et vicieuse. Le banc, trop étroit, est souvent aussi sans dossier.

La construction d'écoles nouvelles n'est pas proportionnée à l'accroissement rapide de la population scolaire. Aussi voit-on des tables-bancs construites pour 8 enfants en contenir 9 ou 10 et des classes destinées à un maximum de 50 élèves en recevoir 60 et jusqu'à 80.

Les enfants en pâtissent à tous égards.

Pour remédier à cette situation fâcheuse, on a préconisé des tables-bancs plus hygiéniques.

Les modèles en sont nombreux et variés dans leurs formes, leurs matériaux et leur combinaisons. Les meilleurs sont de hauteur variable, au moyen de glissières et de vis. Pour fixer les règles de leur emploi, on a publié des tableaux permettant, la taille de l'élève une fois connue, d'obtenir immédiatement les dimensions correspondantes du mobilier.

Tous sont basés sur le principe de l'adaptation de la table et du banc à la taille des écoliers et préconisent la table-banc simple ou double, c'est-à-dire pour 1 ou 2 élèves au maximum.

Tels sont les tableaux de Cardot, d'Erismann et celui plus récent de l'*Hygienic School Furniture C°*.

Nous reproduisons intégralement ce dernier à la page 77.

Künze, Farhner, Erismann, Liebreich, Priestley Smith, Cardot, Nicati, ont préconisé divers mobiliers hygiéniques. La table Brudenne permet de varier l'attitude des écoliers et de passer à volonté de la station assise à la station debout en conservant une même distance visuelle.

L'excellent optostat du Dr Rolland remplit toutes les indications scolaires.

Ces mobiliers répondent sans contestations possibles aux principaux *desiderata* de l'hygiène scolaire, mais leur prix est souvent trop élevé pour les budgets communaux. Aussi conserve-t-on généralement les anciens mobiliers, en établissant quelques types à dimensions graduelles.

C'est ainsi qu'en France le ministère de l'Instruction publique, par son instruction du 18 janvier 1887 et sa notice du 1er juillet 1906, conseille cinq types différents de tables-bancs ; mais, en réalité, peu d'écoles possèdent ces cinq types.

TABLEAU DE « THE HYGIENIC SCHOOL FURNITURE C° »

NUMÉROS D'ORDRE	I	II	III	IV	V	VI	VII	VIII	IX	X	XI	XII	XIII	XIV	XV
Taille des élèves, de	1m	1m05	1m10	1m15	1m20	1m25	1m30	1m35	1m40	1m45	1m50	1m543	1m593	1m643	1m693 et au-dessus
à	1m05	1m10	1m15	1m20	1m25	1m30	1m35	1m40	1m45	1m50	1m543	1m593	1m643	1m693	
Hauteur du pupitre.	0,50	0,518	0,5375	0,555	0,575	0,5935	0,6125	0,63	0,65	0,66870	0,687	0,7062	0,7225	0,7387	0,76 1/4
Hauteur de la chaise	0,275	0,2875	0,30	0,3125	0,325	0,3375	0,35	0,3625	0,3755	0,3875	0,40	0,4125	0,425	0,4375	0,45
Largeur du siège	0,225	0,231 1/4	0,24	0,246	0,256	0,26 1/4	0,27	0,278	0,2875	0,29375	0,303	0,309	0,31875	0,325	0,334

Dans les écoles communales de Montpellier, par exemple, les tables-bancs se réduisent à quatre types et les classes ne contiennent qu'un seul modèle : le plus petit dans la 4e classe, le plus grand dans la 1re classe. Les élèves, dans les diverses classes, étaient même placés non par rang de taille selon les dimensions graduelles des tables-bancs, mais par ordre de mérite aux compositions successives. On a renoncé heureusement à ce vieil errement.

Cette répartition n'est logique qu'en apparence, car l'instruction des élèves n'est pas en rapport avec leur taille, et tel enfant de 1re classe, plus petit qu'un autre de 3e, est assis devant une table trop haute pour lui.

Ne pourrait-on remédier à cet état de choses en conciliant les exigences de l'hygiène et les nécessités budgétaires ?

On y arriverait peut-être en tenant compte de quelques principes fondamentaux :

1° Répartition individuelle, selon la taille des élèves, du mobilier existant;

2° Constitution de douze types de tables-bancs, à dimensions différentes.

(Le tableau correspondant que nous établissons est basé sur les données fournies par les divers auteurs de projets de mobiliers scolaires et sur les résultats de nos recherches personnelles. Il tient compte aussi des recherches de Quételet, à Bruxelles ; de Rotch, aux États-Unis ; des Tables de croissance de Variot et Chaumet, de Bedorez, etc.

RÉPARTITION DES TYPES DE TABLES-BANCS

TYPES	ÉCOLES maternelles.	ÉCOLE primaire filles.	ÉCOLE primaire garçons.	ÉCOLE prim. sup. filles.	ÉCOLE prim. sup. garçons.	ÉCOLE normale filles.	ÉCOLE normale garçons.	LYCÉES Arts et métiers, etc.	ÉCOLES spéciales Saint-Cyr Polytechn. etc.
I	Cl. des petits							Cl. enfantine	
II	Cl. des grands							9e	
III								8e	
IV		5e classe						7e	
V		4e classe	5e classe					6e	
VI		3e classe	4e classe					5e	
VII		2e classe	3e classe	4e année				4e	
VIII		1re classe	2e classe	3e année	4e année			3e	
IX			1re classe	2e année	3e année			Seconde	
X				1re année	2e année			Rhétorique	
XI					1re année			Philosophie	
XII									

MODÈLES DES TABLES-BANCS

TYPES	I	II	III	IV	V	VI	VII	VIII	IX	X	XI	XII
Taille des élèves	au-dessous de 0m85	0m85 à 0m98	0m99 à 1m06	1m07 à 1m14	1m15 à 1m22	1m23 à 1m30	1m31 à 1m38	1m39 à 1m46	1m47 à 1m54	1m55 à 1m62	1m63 à 1m70	1.71 et au-dessus
Hauteur de la table (du côté de l'élève).	0,42	0.45	0,48	0,50	0,53	0,55	0,58	0,61	0.65	0.70	0,73	0,76
Largeur de la table.	0,40	0,40	0,36	0,37	0,38	0,40	0,42	0,43	0,44	0,45	0,47	0.50
Hauteur du siège (au-dessus du plancher)	0,23	0,26	0,29	0,31	0,33	0,35	0,37	0 39	0,41	0,43	0.45	0,47
Largeur du siège. .	0,18	0,20	0,22	0,23	0,25	0,26	0,28	0,29	0,31	0,32	0,33	0,34
Différence de la table au siège. . . .	0,14	0,16	0,19	0,19	0,20	0.20	0,21	0,21	0,22	0,24	0,25	0.26
Distance (négative).	0	0	—0,04	—0,04	—0,04	—0,04	—0,04	—0,05	—0,05	—0,05	—0,05	—0.05
Hauteur du dossier (au-dessus du siège).	0,14	0,16	0,19	0,20	0,21	0,22	0,23	0,24	0,25	0,26	0,27	0,28
Distance du dossier à la table.	0,18	0,18	0,18	0,19	0,21	0,22	0,24	0,25	0,26	0,28	0,29	0,30

On pourrait d'ailleurs, pour les vieux mobiliers, réduire ces douze types à quatre, cinq ou six.)

3° Tables-bancs à une ou deux places seulement.

4° Inclinaison de 15° et distance de la table au banc négative d'au moins 0m,04.

5° Dans les écoles maternelles, la table-banc peut sans inconvénient recevoir huit élèves et la distance être nulle ou légèrement positive. La table doit être horizontale pour faciliter les exercices de la méthode de Frœbel ;

6° Barre-d'appui pour les pieds, ou mieux encore, planchette d'une largeur égale à la longueur des chaussures.

La planchette est préférable à la barre.

Sa hauteur au-dessus du sol devra être de 10 à 15 centimètres. On évitera ainsi l'arrivée directe de l'air sur les jambes, occasionnant le froid aux pieds et la congestion de la tête et du fond de l'œil.

Disons, pour résumer toutes ces conditions, que la hauteur de la table doit être à peu près égale à la moitié du corps de l'écolier, et la hauteur du banc au tiers environ de sa taille.

V. — MATÉRIEL

Le matériel comprend les livres, les tableaux et les cartes.

Livres. — Le papier des livres doit être opaque

pour que les caractères imprimés au verso ne transparaissent pas. Il ne faut jamais de « buvard » qui laisse fuser l'encre dans l'impression et tache la page opposée.

Les papiers très blancs, bleuâtres, gris ou glacés sont à rejeter à cause des reflets ou de l'insuffisance de lisibilité.

La meilleure teinte est la couleur bois (Javal) très reposante, la couleur crème (Risley), la couleur rose, ou encore la teinte blanc mat et terne.

Le papier dit double carré de 22 kilogrammes à la rame est d'une épaisseur courante très convenable.

L'impression, en caractères latins de préférence (Sœnnecken), devra être parfaite pour éviter les bosselures.

Javal le premier a insisté sur la visibilité et la lisibilité des caractères d'imprimerie.

Il propose un nombre de lettres de 6 1/2 par centimètre, et qui correspond au caractère dit « 9 points » ou « petit romain ».

Cohn et Weber sont du même avis, en proposant le caractère d'un millimètre et demi ; mais ils le considèrent comme un minimum. Risley pense qu'il doit avoir 3 millimètres de hauteur, $0^{mm},25$ d'épaisseur ; la forme carrée, aussi large que haute, paraît préférable.

« L'œil » du caractère dépendant de la largeur de la lettre et de l'épaisseur du trait, doit être de grosseur moyenne.

La longueur des lignes ne saurait pas excéder 8 à 10 centimètres (Javal, Berlin) avec 50 à 60 lettres.

Dans le format in-quarto, il sera préférable de disposer le texte en deux colonnes, séparées par un intervalle de 3 à 4 millimètres.

L'interlignage sera en rapport avec la grosseur des lettres. Dans le cas de caractère petit romain, il aura $2^{mm},5$ à 3 millimètres.

Tableaux. — Le travail au tableau, reposant pour l'accommodation, doit être fréquemment employé.

Le tableau de bois est mauvais. L'ardoise ou le plâtre noirci sont préférables. Il sera lavé ou peint souvent afin de rester noir.

La craie sera blanche ou jaune.

On a essayé d'employer la craie noire sur tableau blanc. Ce procédé n'est pas meilleur que l'autre et a le désavantage d'être plus salissant.

Cartes. — Les cartes auront de préférence un fond blanc ou jaune clair afin que le bleu et le rouge des tracés ressortent davantage. Leurs caractères doivent être assez gros pour qu'un œil normal puisse les lire à la distance de 12 mètres.

Leur emploi devra être préféré à celui des atlas, très fatigant pour la vue à cause de l'exiguïté des traits et des caractères.

VI. — MÉTHODES

Sous ce titre nous devons étudier la méthode de Frœbel et les divers modes d'écritures qui ont été pratiqués ou recommandés.

Méthode Frœbel. — La méthode de Frœbel s'adresse aux petits enfants au début de leur scolarité. Elle consiste à mettre entre leurs mains des jouets instructifs, balles, sphères, cubes, etc.

Les cubes sont de plusieurs sortes et se décomposent géométriquement. Avec ces jouets de formes géométriques, l'enfant calcule et édifie diverses constructions. Aux cubes peuvent être adjoints des tablettes et des bâtonnets. Enfin, l'écolier complète ces exercices par le piquage du papier quadrillé, le tressage des bandes de papier de couleur, le pliage, le découpage.

Cette méthode est excellente. Elle permet à l'élève de se livrer à un travail facile et agréable, sans excès de fatigue pour ses yeux et pour son cerveau.

§ 1. — Lecture.

La lecture courante des mots, des chiffres, des notes musicales, etc., comporte des mouvements oculaires, des saccades d'amplitude variable. Le plus petit angle que l'œil puisse parcourir latéralement est de cinq minutes. Cet angle est en rapport inverse de la distance des caractères aux yeux, plus petit de loin, plus grand de près. La fatigue oculaire est aussi en raison inverse de cet angle, plus grande dans la vision de loin, où l'angle est petit, et moindre dans la vision de près, où l'angle est grand.

Pour ces motifs et à cause des dimensions plus considérables des images perçues, les enfants préfèrent la lecture rapprochée. C'est là toutefois, avec les lésions correspondantes de l'accommodation et de la convergence, une cause fréquente d'asthénopie, c'est-à-dire de fatigue oculaire. Il faut tenir compte néanmoins des habitudes personnelles.

Les lignes ne sont vues que partiellement, par section, et chaque section correspond à une saccade. On lit vingt lettres environ par section, un peu plus si les lettres sont étroites ou petites, un peu moins si elles sont longues et grandes. Chaque saccade avec arrêt consécutif dure en moyenne une demi-seconde. On peut enregistrer les saccades de lecture avec une tige appliquée sur les conjonctives et reliée à un tambour résonnateur qui communique avec les oreilles par deux tubes en caoutchouc ; on les perçoit d'ailleurs en appliquant simplement la pulpe du doigt sur la paupière.

La lecture doit être faite à 30 centimètres environ dans des conditions normales d'éclairage, de composition, de papier, etc.

L'éclairage minimum sera de dix bougies ; le papier, fort et non glacé, de teinte jaunâtre, rose ou blanc; la composition, en caractères gras et forts (9 à 11 points), bien séparés. La hauteur des lettres les plus petites ne doit pas être inférieure à $1^{mm},5$. l'interligne à $2^{mm},5$. Maximun de longueur linéaire 8 à 10 centimètres et du nombre des lettres à la ligne 60; jamais plus de 2 lignes, ni plus de 7 lettres par centimètre courant. Grandes marges.

Les caractères gothiques, grecs, etc., de lisibilité plus difficile que les caractères latins, sont à éviter.

La dactylographie remplacera autant que possible, pour la lecture, les diverses écritures cursives.

§ 2. — Écriture.

L'écriture est, avec la lecture, la base de l'instruction générale et constitue l'un des actes les plus importants de la scolarité.

L'écriture paraît être toutefois l'origine d'attitudes vicieuses, de déformations osseuses, de graves troubles visuels. Il faut donc se tenir en garde contre ces défectuosités et y remédier par de bonnes méthodes de travail et une constante surveillance pédagogique.

On a surtout, au point de vue oculaire, accusé l'écriture penchée et préconisé, comme correctif, l'écriture droite. Cette question néanmoins reste controversée et paraît d'autant plus délicate qu'on la discute de sentiment plutôt que de raison.

Nous devons donc l'exposer avec quelques détails,

en mettant en œuvre les travaux des auteurs compétents et nos observations personnelles.

Javal, dans son *Essai sur l'Écriture*, indique judicieusement les causes diverses qui ont le plus influencé l'évolution de l'écriture, à savoir le prix du papier, les variations de la plume et l'emploi des lunettes ; peut-être faut-il aussi y ajouter le développement de la poste, les changements de goût et l'activité contemporaine.

Le prix du papier a joué dans ce sens un rôle très important. On voit la cursive sur le papyrus des chartes et des onciales tassée sur le parchemin. Avec le papier de chiffon, vers le XIIIe siècle seulement, on sépare davantage les mots puis, à la longue, on voit apparaître les longues queues des lettres et diverses fioritures. Actuellement, le prix très modique du papier permet de ne plus tenir compte de l'espace et d'écrire à volonté.

L'imprimerie toutefois reste plus économe dans ses caractères en raison de la multiplication des tirages et de l'accroissement correspondant des frais de papier. L'impression resserre encore les caractères pendant que l'écriture prend toujours plus de large.

La poste ancienne, très coûteuse suivant les distances et les dimensions ou le poids des lettres, obligeait aussi à écrire serré. Nous avons vu, sur de petites feuilles de parchemin ou de papier, de longues épîtres sans marge, à petits interlignes et à caractères ramassés. Aujourd'hui, dans la pratique de la vie épistolaire, on n'en tient guère compte.

La plume n'a pas moins influé que le papier sur les diverses écritures. Le roseau ou calamus des anciens était nécessairement coupé large. La plume d'oie, qui apparaît vers le VIIe siècle, était taillée de même, et son élasticité plus grande servait simplement à accentuer certains pleins. La plume à bec carré convient à la gothique comme bec oblique, à la ronde, la coulée et la bâtarde.

La plume pointue conduit à l'écriture anglaise ou cursive actuelle, qui se distingue par l'allongement des boucles, des jambages avec pleins descendants. Enfin, la plume métallique aiguë, dure, dont la fente facilite simplement l'écoulement de l'encre, ne donne, comme le stylographe, ni pleins ni déliés, mais une écriture très uniforme; et c'est là peut-être l'écriture de l'avenir, régulière, rapide et sans aucune pression digitale.

Les lunettes à verres convexes ou bésicles, dès la fin du XIIIe siècle, ont permis de réduire la grosse écriture, seule lisible auparavant pour les presbytes. Par contre, les caractères trop menus des myopes sont rendus normaux et beaucoup plus lisibles avec l'emploi des verres concaves correcteurs.

Enfin, si la mode a conduit parfois nos ancêtres à des pleins et déliés artistiques, avec grandes boucles et floritures, nos contemporains, toujours pressés, tendent à réduire l'écriture à son élémentaire simplicité et préfèrent encore l'écriture cursive penchée.

N° 1 Si l'on songe que l'état de la vision chez l'homme adulte dépend en grande partie des soins dont l'œil a été l'objet chez l'enfant, des maladies dont il a pu être atteint, on doit s'étonner que jusqu'à ces dernières années on n'ait pas attaché autant d'importance qu'elles le méritent aux précautions dont il convient d'entourer cet organe à la surveillance dont il doit être l'objet « Gariel »

N° 2. Si l'on songe que l'état de la vision chez l'homme adulte dépend en grande partie des soins dont l'œil a été l'objet chez l'enfant, des maladies dont il a pu être atteint, on doit s'étonner que jusqu'à ces dernières années on n'ait pas attaché autant d'importance qu'elles le méritent aux précautions dont il convient d'entourer cet organe, à la surveillance dont il doit être l'objet « Gariel »

N° 3 Si l'on songe que l'état de la vision chez l'homme adulte dépend en grande partie des soins dont l'œil a été l'objet chez l'enfant, des maladies dont il a pu être atteint, on doit s'étonner que jusqu'à ces dernières années on n'ait pas attaché autant d'importance qu'elles le méritent aux précautions dont il convient d'entourer cet organe, à la surveillance dont il doit être l'objet « Gariel »

Fig. 20. — Types d'écriture inclinée, droite, renversée.

Depuis 1863 cependant, avec Guillaume et Fahrner, plus tard avec Cohn, Shubert, Dally, etc., certains s'efforcent de revenir à l'écriture droite. Une active propagande est partout instituée. On a même fondé une ligue en sa faveur, sous le patronage de MM. Landouzy, Buisson, Lavisse, etc.

L'écriture droite serait plus naturelle à l'enfant; c'était l'écriture française, celle de Georges Sand, Zola, etc., etc. ; la Société d'Ophtalmologie, l'Académie de médecine lui seraient favorables, et le ministère de l'Instruction publique l'a acceptée aux épreuves du certificat d'études et des brevets de capacité. Voilà autant de motifs de préférence.

Il y a là, semble-t-il, autant de sentiment que de raison, alors que l'observation physiologie et l'expérience scolaire doivent seules décider.

Les rapports de Gariel et de Javal aux commissions officielles de 1881 et 1884, et celui de Béliard, en 1892, à la Société française d'Ophtalmologie de Paris, y sont absolument favorables. L'administration universitaire elle-même l'autorise officiellement dans ses examens et concours.

L'observation physiologique, bien établie par Javal, Péchin et Ducroquet, Beauvois, etc., comprend la position du tronc, des bras et des yeux.

Dans l'*écriture penchée*, les deux avant-bras appuient sur la table et la station est bifessière. Pour écrire la ligne, l'avant-bras se développe autour du coude fixe; la tête tourne de gauche à droite et s'élève en extension; pour former les mots, il se produit de légers mouvements d'extension des doigts et du poignet; l'œil gauche est plus rapproché de la feuille que l'œil droit, suivant la longueur de la ligne.

Dans l'*écriture droite*, les deux coudes sont sur la table, l'appui ne se fait que sur le coude gauche, et la station d'abord bifessière tend à devenir monofessière.

Pour parcourir la ligne, le coude est mobilisé et l'avant-bras, déplacé en totalité de gauche à droite, la tête tourne d'abord à gauche, puis à droite.

Pour les mots, les doigts sont en flexion et en rotation combinées, le poignet subit des mouvements complexes de rotation et de circumduction.

Les yeux sont à égale distance de la feuille. En somme, station assez analogue dans les deux écritures, mouvements moins compliqués et faciles des doigts et de l'avant-bras dans l'écriture penchée; distance des yeux au papier plus égale dans l'écriture droite.

La position de repos est en l'espèce capitale et elle est assurée par le bassin, le rachis et les avant-bras.

Dans l'écriture inclinée, nous avons la station bifessière, l'appui sur les coudes et les avant-bras, les épaules à la même hauteur.

Dans l'écriture droite, le coude droit est nécessairement mobile et le coude gauche, seul appuyé. L'épaule gauche s'abaisse au fur et à mesure que le coude se déplace à gauche et la position devient monofessière gauche (Péchin) ou mieux droite. Au début, sans fatigue, position correcte, mais après, rapide fatigue, position défectueuse.

Au point de vue physiologique, l'écriture inclinée paraît donc préférable à l'écriture droite, parce que moins fatigante et permettant une position de repos plus correcte.

Au point de vue pédagogique, nous avons pu mettre en œuvre quelques documents que M. l'Inspecteur d'académie Marchand a bien voulu, avec sa bienveillance habituelle, nous communiquer.

L'expérience scolaire paraît d'ailleurs loin d'être démonstrative et exige de nouvelles observations.

On a d'abord imposé l'écriture droite à des sujets habitués à l'écriture inclinée sans aucun profit. Les partisans de chaque méthode en vantent surtout les avantages respectifs.

On a ensuite pratiqué, exclusivement au début, l'écriture droite dans le cours élémentaire et laissé l'écriture penchée facultative dans le cours moyen et supérieur, avec de bons résultats, en raison de la position droite facilement maintenue dans les deux modes d'écriture.

On a aussi imposé l'écriture droite avec profit aux élèves seuls qui avaient une mauvaise écriture penchée : meilleure tenue corporelle. Enfin, on a pratiqué exclusivement l'écriture droite chez tous les élèves. On a noté alors qu'elle est vite apprise et meilleure ; un peu moins rapide aussi et partant mieux formée, plus propre, plus attentive, ce qui favorise la bonne éducation et l'orthographe ; enfin, la surveillance des maîtres plus facile et leur direction plus attentive.

Voici d'ailleurs quelques appréciations pédagogiques exactement motivées :

« Depuis un an, écriture droite. Elle est plus facile que l'écriture inclinée, à cause des parallèles ou des traits avec les bords des cahiers, et très rarement illisible. La position corporelle est meilleure. Si cette position est défectueuse, inclinée à gauche par exemple, l'écriture droite la révèle, tandis qu'une écriture inclinée passable et même bonne, peut être obtenue avec une attitude vicieuse ; enfin, la tête légèrement inclinée à gauche et appuyée sur la main, l'avant-bras vertical, constitue une position de repos qui ne déforme pas l'écriture droite et gêne l'écriture penchée. L'écriture droite est en outre aussi élégante et aussi rapide que l'écriture penchée.

« Plusieurs années d'écriture droite. Elle est plus facile, plus régulière et plus lisible que l'écriture inclinée. Elle comporte une meilleure attitude. Mais elle n'est pas à l'abri de toute critique. On tient souvent la main droite horizontale et on aboutit à l'écriture penchée inverse.

« Après essais infructueux, l'écriture droite a été abandonnée. L'attitude, en effet, n'est pas correcte, car le bras droit reste mobile, sans appui. Il y a plus de lenteur, plus de fatigue avec position monofessière. S'il y a négligence, l'écriture droite devient moins lisible que l'écriture penchée. Au point de vue hygiénique et pédagogique, l'écriture inclinée reste donc préférable.

« Des résultats négatifs ont été obtenus avec l'écriture droite chez les fillettes à mauvaise écriture inclinée.

« Meilleur aspect des cahiers et plus de lisibilité avec l'écriture droite. Mais écriture lente, les *o* et les *a* non formés, les *u* et les *m*, *n*, *i*, confondus. Mauvaise attitude inclinée, quand même ».

En somme, l'écriture droite et l'écriture penchée présentent presque également des avantages et des inconvénients.

L'écriture penchée est plus esthétique parce que conforme à nos habitudes, plus rapide, moins fatigante, mais plus difficile et plus longue à apprendre. Elle est aussi moins favorable à la bonne tenue corporelle et à la surveillance des jeunes écoliers.

L'écriture droite est plus naturelle, plus facile aux débutants, aux mauvaises plumes, plus lisible, plus favorable à la tenue des cahiers, aux attitudes correctes, enfin à la surveillance des élèves. Mais elle est aussi plus lente, plus fatigante, souvent renversée et peut-être, à la longue, défavorable à une bonne attitude corporelle.

Il est bien évident, en tout cas, et j'y insiste avec Beauvois, que la position d'écriture reste de première importance et qu'on ne saurait apprécier comparativement que les bonnes méthodes. Celles-ci sont assez nombreuses : Renault, Manoury, Crapelet, Marchand, surtout, Reverdy, Desnoyers, pour l'écriture penchée; Bourgougnon, Laclef, Vilain et Bergeron, Delagrave, pour l'écriture droite.

Dans l'écriture droite et dans l'écriture penchée, la position peut rester la même, sauf que dans l'écriture penchée les coudes sont en bordure de la table, le droit s'ouvrant graduellement; que dans l'écriture droite, les coudes sont sur la table, le droit mobile et s'écartant progressivement du tronc.

Telle est pour nous, sous bénéfice de nouvelles observations directes, la situation respective de l'écriture droite et de l'écriture penchée.

Que faut-il en conclure?

Au point de vue myopique, les divers modes d'écritures ne pouvant agir que par l'inclinaison de la tête, l'inégalité de distance binoculaire et la vision trop rapprochée, l'écriture inclinée serait plus défectueuse que l'écriture droite. Par contre, comme attitude corporelle et comme vision trop rapprochée, l'écriture inclinée, étant moins fatigante que l'écriture droite, serait plus favorable.

Pour la tenue des cahiers, la surveillance de la classe, la facilité, la rapidité, la lisibilité, l'élégance de l'écriture droite ou inclinée, il n'y a guère à s'y arrêter. C'est une question individuelle. Il faut un peu de volonté, de disposition et de surveillance. Partout où maître et élève sont attentifs à leurs devoirs, les divers modes d'écriture sont équivalents, la tenue correcte, la tendance myopique réduite. Ce qui est capital, croyons-nous, c'est que, en écriture inclinée comme en écriture droite, les

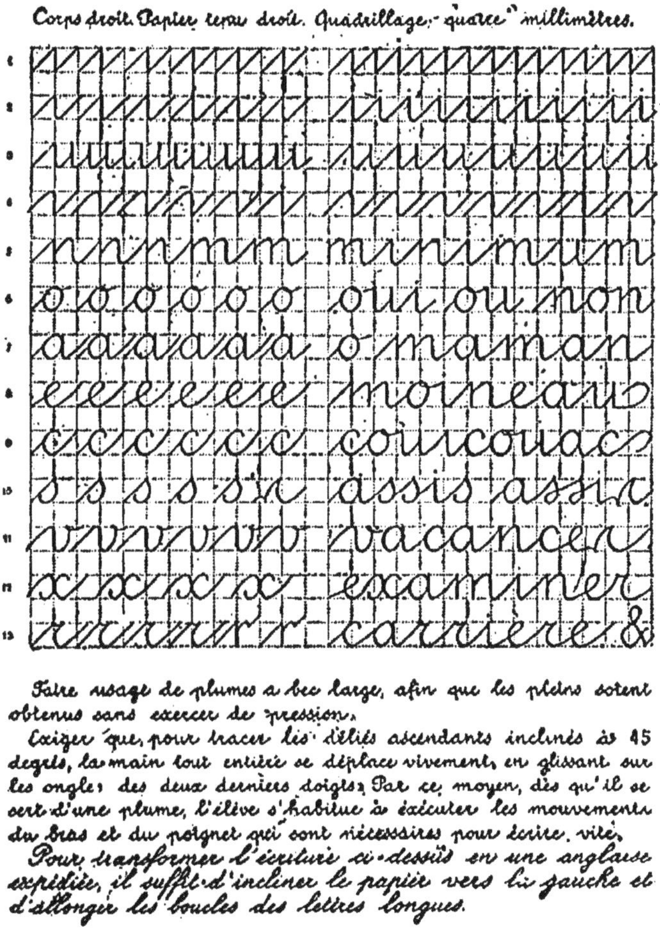
Corps droit. Papier tenu droit. Quadrillage : quatre millimètres.
oui ou non
o maman
moineau
assis
vacances
examiner
carrière &
Faire usage de plumes à bec large, afin que les pleins soient obtenus sans exercer de pression.
Exiger que, pour tracer les déliés ascendants inclinés à 45 degrés, la main tout entière se déplace vivement, en glissant sur les ongles des deux derniers doigts. Par ce moyen, dès qu'il se sert d'une plume, l'élève s'habitue à exécuter les mouvements du bras et du poignet qui sont nécessaires pour écrire vite.
Pour transformer l'écriture ci-dessus en une anglaise expédiée, il suffit d'incliner le papier vers la gauche et d'allonger les boucles des lettres longues.

Fig. 21. — Écriture droite (d'après Javal).

deux avant-bras soient également appuyés jusqu'aux

coudes sur la table, que la station se maintienne droite et bifessière.

Il importera peu ensuite que le cahier soit droit, légèrement incliné, que la plume soit rectiligne ou coudée et son bec large ou pointu. Affaire d'habitude, d'application et de surveillance.

Mais la vérité, ici comme ailleurs, ne réside-t-elle pas encore une fois entre les extrêmes ?

Il nous semble, avec Javal, que l'écriture de début, chez le petit écolier, de six à huit ou dix ans, pour toutes les raisons données plus haut, doit être l'écriture droite : elle est chez lui plus naturelle, plus facile, plus lente, plus conforme à la tenue correcte et à la surveillance scolaire. On devrait donc la rendre obligatoire chez le jeune enfant.

Plus tard, à partir de huit ou dix ans, l'écriture légèrement inclinée peut être adoptée selon les convenances individuelles, parce que plus personnelle, plus élégante et surtout plus cursive. On la recommanderait aux bonnes plumes, mais on la laisserait toujours facultative.

Quoi qu'il en soit, de nouvelles recherches médicales et pédagogiques, de nouvelles observations et expériences sur les méthodes et procédés d'écriture droite et penchée seront longtemps encore nécessaires.

En tous cas, l'écriture devra s'effectuer sur papier assez épais et de teinte bois ou blanc mat. Les ardoises, fournissant des traits gris sur fond gris, sont à rejeter. Il est bien préférable d'ailleurs d'employer l'ardoise blanche dite de porcelaine, sur laquelle on écrit avec un pastel noir.

§ 3. — Dactylographie.

La dactylographie ou écriture à la machine facilite considérablement l'écriture par sa netteté, sa rapidité et l'absence presque complète de fatigue oculaire. Elle est très répandue en Amérique et se diffuse graduellement en France, dans tous les milieux.

Il importe toutefois, pour en tirer le meilleur profit pratique et visuel, d'abord de frapper les touches non avec les seuls index, sous l'effort du bras ou de l'épaule, mais avec tous les doigts indifféremment, ainsi qu'au piano, par de souples mouvements des doigts et des poignets. Il faut savoir les lettres par cœur et les frapper machinalement sans presque les regarder. On ne peut vraiment bénéficier de la dactylographie qu'à cette double condition. Les amblyopes, les myopes forts, etc., y trouveront, pour l'écriture, un repos relatif très recommandable.

§ 4. — Écriture Braille.

L'écriture Braille, dont tous les signes, les lettres, les chiffres et notes sont en relief, par des combinaisons variées de six points, permet l'écriture (aussi la lecture, le calcul, la musique) sans

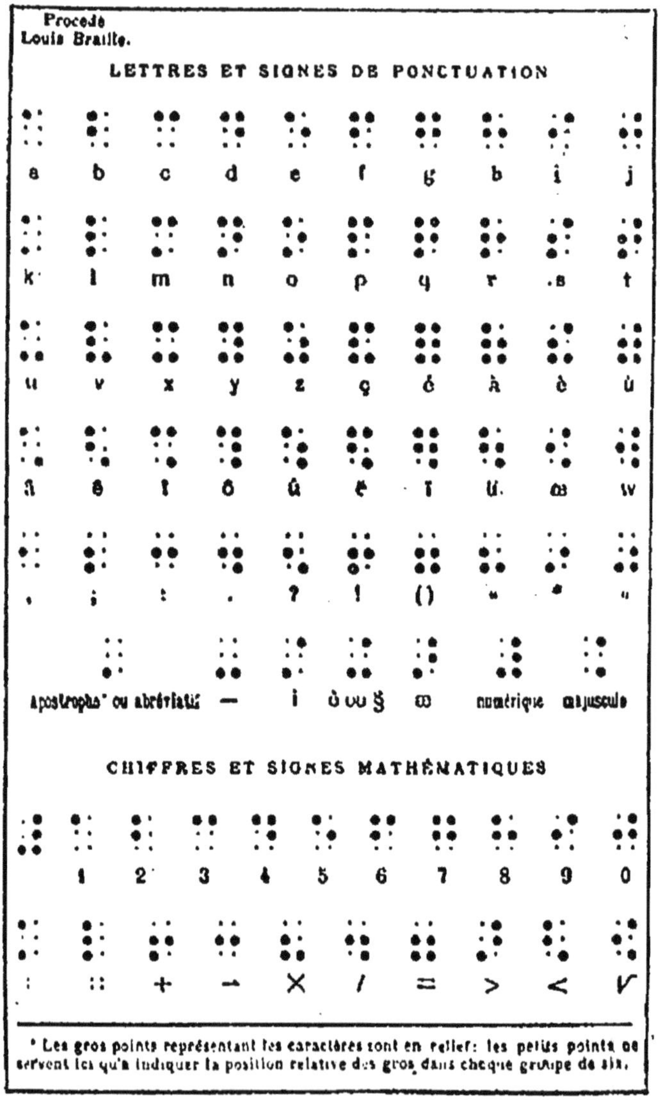

Procédé
Louis Braille.

LETTRES ET SIGNES DE PONCTUATION

a b c d e f g h i j

k l m n o p q r s t

u v x y z ç é à è ù

â ê î ô û ë ï ü œ w

, ; : . ? ! () « * »

apostrophe* ou abréviatif — i ò ou § œ numérique majuscule

CHIFFRES ET SIGNES MATHÉMATIQUES

1 2 3 4 5 6 7 8 9 0

: :: + − × / = > < √

* Les gros points représentant les caractères sont en relief: les petits points ne servent ici qu'à indiquer la position relative des gros dans chaque groupe de six.

Fig. 22. — Alphabet Braille.

aucune fatigue visuelle. Elle est d'ailleurs essentiellement digitale et constitue l'écriture des aveugles. Les sujets à vision faible ou fatiguée peuvent utilement en faire usage.

VII. — PROGRAMMES

Les modifications qu'on a jugé utile d'apporter aux programmes scolaires pour éviter la fatigue oculaire et le surmenage visuel peuvent se résumer dans quelques propositions :

1° Interdire l'entrée de l'école avant l'âge de six ans.

2° Commencer les exercices d'écriture un an après avoir fait les exercices de lecture.

3° Faire alterner les exercices de lecture, de couture, et d'écriture (travail de près) avec le travail au tableau (travail de loin).

4° Dans les basses classes, donner aux élèves entre chaque leçon d'une heure, un quart d'heure de repos.

5° Suppression du travail à la maison jusqu'à l'âge de huit ans; dans la première enfance, cinq à six heures de classes journalières sont plus que suffisantes.

6° Suppression de la surveillance du soir après la classe, car, pour maintenir la discipline, le maître est obligé de faire lire et écrire les élèves avec un éclairage souvent insuffisant.

Si cette heure supplémentaire de séjour à l'école est indispensable, ne pourrait-on pas remplacer les exercices de lecture ou d'écriture par des jeux de patience ou autres, basés sur les principes de la méthode Frœbel ?

7° Suppression des pensums et des privations de récréation ou de sortie.

8° Suppression des examens terminaux et périodiques, exigeant un surcroît de travail préliminaire, et remplacement par des interrogatoires inopinés.

Nous donnerons, dans la seconde partie, quelques indications complémentaires et les horaires de plusieurs écoles.

DEUXIÈME PARTIE

L'HYGIÈNE OCULAIRE EN FRANCE ET A L'ÉTRANGER

Dès la fin du XVIIIe siècle, P. Frank reconnaissait que le mauvais éclairage des écoles est la cause de nombreuses maladies d'yeux. A.-G. Beer et James Ware, au commencement du XIXe siècle, suggèrent l'idée de relations possibles entre la myopie et les conditions scolaires défectueuses.

Cependant, ces recherches restèrent isolées, et, à part les publications de Lopatine à Stavropol (1835), de Szokalski à Paris (1848) et de Schürmayer à Bade en 1856 sur la myopie scolaire, il faut arriver à Cohn, de Breslau, pour trouver d'importants travaux sur cette question.

A cette époque, l'école ophtalmologique de von Graefe brillait du plus vif éclat et les hygiénistes allemands s'inquiétaient du réel danger résultant de la myopie scolaire. Cohn, dont le nom se retrouve chaque fois qu'il s'agit d'hygiène oculaire, publie dès 1867 une remarquable statistique, basée sur l'examen de 10.060 écoliers. Il établit que la myopie progresse avec l'âge et avec les études, que cette augmentation porte aussi bien sur le nombre des myopes que sur le degré de la myopie, enfin qu'elle est en rapport direct avec la diminution de l'hypermétropie.

Dès ce moment, les recherches se multiplient dans tous les pays et se précisent en France.

La question de la myopie scolaire est envisagée sous tous ses aspects. Schürmayer, Hoffman, Manz, Conrad, Priestley, Smith, Hadlow, Dor, Emmert, Félix, Loring et Derby, Williams, Saltini, Dransart et bien d'autres examinent les élèves dans les écoles primaires ou supérieures, les lycées, les écoles professionnelles et les universités. Ott trouve chez les élèves d'une école 19 p. 100 de myopes. Trois ans plus tard, chez les mêmes écoliers, il en compte 47 p. 100. Tous ces auteurs, dans leurs conclusions, confirment celles de Cohn.

Erismann établit que les élèves internes sont plus souvent myopes que les externes et van Roosbrœck que la myopie survient toujours avant l'âge de quinze ans; Rüte, Widmarck et Steiger affirment que les filles y sont plus sujettes que les garçons. On essaie aussi de démontrer que le sexe, la nationalité et la race ont une influence prépondérante sur son développement. Collard, à Utrecht, trouve chez les étudiants hollandais 27 p. 100 de myopes et 40 p. 100 chez les allemands. Les travaux de Loring et Derby, Pflüger, Nicati et Reich montrent que le nombre des myopes est plus élevé dans certaines nations, surtout chez les israélites, les allemands et les suisses; les américains, au contraire, y sont moins sujets. La myopie serait même l'apanage des races civilisées, selon Callan, qui, examinant plusieurs centaines d'écoliers noirs, ne trouve que très peu de myopes (3 p. 100) et selon Macnamar qui n'en rencontre pas un seul chez les habitants du Bengale. Cependant, Quentin prétend en avoir observé plusieurs parmi les indigènes du Soudan.

Engagés dans cette voie, les ophtalmologistes ne s'arrêtèrent pas, et, après avoir étudié la myopie scolaire, ils voulurent en connaître les différentes causes.

L'éclairage, considéré lorsqu'il est défectueux, comme un des facteurs principaux de la myopie, fut l'objet de nombreuses recherches.

Cohn, dès 1865, rencontre beaucoup plus de myopes (15 p. 100) dans les classes mal éclairées que dans celles qui le sont suffisamment (6 p. 100). Blasius examine les 807 classes du duché de Brunswick et les trouve mal éclairées dans la proportion de 74 p. 100. Florschütz, en 1874 à Cobourg, trouve 21 p. 100 de myopes et, après la construction d'écoles nouvelles, seulement 15 p. 100. D'autres auteurs s'occupent de mesurer l'éclairage. A cet effet, Landolt, Bertin-Sans, Weber, Petrouchewsky, Mascart, Javal, Imbert, Cohn, Truc, construisent des photomètres; Javal, Hoffmann et

Laguerre essayent de déterminer le minimum visuel d'éclairage nécessaire.

Les positions des fenêtres, l'éloignement des maisons voisines, l'orientation des bâtiments, fournissent la matière des travaux spéciaux de Trélat, Gariel, Javal, Zworz, Lang et Réclam.

Un éclairage défectueux entraîne, chez l'écolier, des attitudes défectueuses; c'est ce que Berlin et Rambold établissent. Dans une école de filles, âgées de six ans, ils trouvent, comme distance moyenne entre l'œil et la plume, 11 centimètres.

D'autres auteurs incriminent les tables, les pupitres et les bancs. Ils en font des causes certaines de myopie lorsque leur hauteur n'est pas adaptée à celle de l'écolier. Poussant plus loin encore leurs investigations, ils recherchent, dans la couleur du papier, le mode d'écriture et la forme typographique des caractères d'imprimerie, les conditions contraires aux règles d'une bonne hygiène oculaire.

L'écriture anglaise, penchée ou oblique, est sommairement condamnée, et l'écriture droite, recommandée. L'écriture au crayon est jugée mauvaise par Horner, qui établit que les mêmes lettres écrites à l'encre sont visibles à $1^{m},20$ et au crayon à $0^{m},90$ seulement.

Les papiers glacés sont reconnus défectueux et les papiers jaunâtres, couleur bois, généralement préconisés.

Javal dit aussi qu'il faut tenir compte de la lisibilité des caractères, de leur forme typique, de l'approche, de l'interlignage, de la longueur des lignes, Il propose de fixer le nombre des lettres à 6 1/2 par centimètre, ce qui correspond à 9 points typographiques ou « petit romain ». La longueur de la ligne ne devrait pas excéder 8 centimètres. Berlin, après avoir étudié les mouvements des yeux pendant la lecture, se range à cet avis.

Les caractères d'imprimerie « latins » sont recommandés (Soennecken) Le Dr Williams va plus loin et dit que la couleur du papier et le caractère gothique sont la raison de la « myopie nationale » des Allemands.

Dans ce cadre étiologique de myopie, Javal fait entrer une dernière cause, celle de l'astigmatisme. Enfin, Houzé de l'Aulnoit incrimine la longueur des études nécessitées par la rigueur des programmes, que Chalybœus propose de modifier.

Ces intéressantes recherches ne se bornèrent pas là. L'école fut envisagée au point de vue des maladies contagieuses. En 1880, au Congrès de Turin, le Dr Pierd'houy les appelle de « véritables pépinières d'ophtalmies granuleuses ». D'autre part, Galezowski insiste sur la fréquence, dans les milieux scolaires, des blessures de l'œil par les plumes d'acier.

Enfin Sœbeck, le premier, eut l'idée de compléter ces travaux par de fructueuses recherches sur le daltonisme, et trouva à Berlin 16 cas de cécité complète pour les couleurs. Il fut imité par Favre à Lyon, Cohn et Magnus. Just, Swann et Burnett nous ont fourni sur ce sujet une intéressante statistique prouvant que le daltonisme, rare chez les filles (2 sur 1.691), prédomine chez les garçons. D'autre part, Crainiceau, à Bukarest, publie une statisque basée sur l'examen de 8.000 écoliers, au point de vue des maladies congénitales.

Ces travaux accumulés, la publication de leurs résultats concordants, l'autorité scientifique de leurs auteurs et la sanction unanime des nombreux Congrès d'hygiène ou d'ophtalmologie éveillèrent enfin l'attention des pouvoirs publics.

Émus par les constatations de Cohn et de Magnus, affirmant que 10 p. 100 des cas de cécité monolatérale sont dus à la myopie ou à ses conséquences, les savants s'accordèrent à reconnaître l'utilité d'une inspection médicale des écoles. En 1872, en Angleterre et en 1873, à Bruxelles, ce service fut institué.

La France suivit de près ce louable exemple, et en 1876 le conseil général de la Seine organisa un service d'inspection générale scolaire. Le Havre, Lyon en 1880, Bordeaux en 1883, Angers en 1882 et Lille en 1889 firent de même.

A Paris, en 1889, les caisses d'arrondissements des Écoles assurèrent momentanément l'inspection oculistique avec les Drs Debierre, Caudron, Masselon, Giraud, Duboys de Lavigerie.

En 1906, Binet et Simon, encouragés par M. Liard, vice-recteur de l'Académie, et par M. Bedorez, directeur de l'enseignement primaire de la Seine, organisèrent l'examen visuel des écoliers par les instituteurs au moyen d'optotypes pratiques.

Enfin, cette année même (1910) un concours vient d'avoir lieu pour la nomination de 120 médecins généraux inspecteurs des écoles, 210 plus tard devant procéder à l'examen sommaire des yeux et de la vision et adresser aux oculistes les enfants ophtalmiques ou de vision insuffisante.

Le mouvement aujourd'hui devient universel. D'après une vaste et laborieuse enquête du Dr Vergne (1908), nous voyons l'inspection scolaire générale ou spéciale s'organiser dans le monde entier. Nous savons aussi qu'une loi rendant cette inspection obligatoire sur tout le territoire français a été déposée devant le Parlement et sera prochainement votée.

Cependant, ces services improvisés fonctionnaient mal ou même pas du tout. Au point de vue oculaire surtout, les résultats restaient à peu près nuls. Les médecins inspecteurs étaient, pour la plupart, incompétents dans les questions d'oculistique, ou, surchargés de besogne ne pouvaient efficacement examiner les écoliers. Aussi Layet pouvait-il écrire avec raison en 1885 : « L'inspection sanitaire et médicale des Écoles en France n'existe que de nom et les plus louables efforts finissent malheureusement par être paralysés. »

A vrai dire, depuis cette époque, ont été créés quelques services d'inspection médicale scolaire qui paraissent fonctionner d'une façon satisfaisante.

Le professeur Motais à Angers, depuis 1882, examinait les enfants des Écoles et des Lycées. Mieux encore, à Lille, dès 1889, le professeur Baudry fut chargé, à titre occasionnel et gracieux, de l'organisation d'une inspection d'hygiène oculaire dans les écoles municipales primaires. Mais, au point de vue spécial de l'hygiène oculaire et en dehors de quelques oculistes consultants des lycées de Paris, rien de méthodique n'existait encore en 1895, où ce service fut organisé à Montpellier par les professeurs Imbert et Truc d'une façon systématique et depuis ininterrompue.

CHAPITRE PREMIER

CONDITIONS OCULAIRES ET VISUELLES DE L'ÉCOLIER

Les yeux de l'écolier, garçon ou fille, sont parfois malades et sa vision reste souvent défectueuse.

Nous constatons, en moyenne, un dixième environ (9 p. 100) d'affections externes ou ophtalmies (blépharites, conjonctivites, kératites, leucomes), sans compter quelques cas de strabismes et de nystagmus, etc. Ces lésions oculaires sont moins fréquentes dans les lycées (2 p. 100) en raison de l'hygiène familiale meilleure et de la surveillance correspondante.

Les ophtalmies contagieuses, en dehors des granulations, paraissent exceptionnelles.

Nous trouvons aussi un quart ou un tiers de troubles visuels par amétropies : myopie 10 p. 100, hypéropie 11 p. 100, astigmie 7 p. 100. Les écoles de villages sont un peu moins affectées que les écoles de villes et surtout que les lycées. Cela tient sans doute à la vie de plein air et au relâchement accommodatif plus habituel et plus complet dans les grands espaces de la campagne que dans les rues urbaines ou les cours du lycée.

Il y a donc lieu de rechercher dans les écoles les affections externes et les anomalies de la réfraction.

On pourra aussi signaler aux parents les conditions oculaires et visuelles défectueuses de leurs enfants, les engager à les faire soigner et enfin leur donner les conseils professionnels appropriés à leur situation individuelle.

Les documents relatifs à l'hygiène oculaire, en France comme à l'étranger, sont déjà considérables et nous ne saurions les reproduire en détail. Nous les résumerons simplement dans les divers pays, en insistant toutefois sur les points les plus importants.

Nous exposerons successivement, en deux chapitres et des paragraphes spéciaux, ce qui a trait aux diverses questions : réfraction et surtout myopie scolaire, chromatopsie, lésions externes ; bâtiments, photométrie, mobilier, matériel et fournitures, lecture et écriture, programmes.

I. — RÉFRACTION

La réfraction des écoliers est particulièrement étudiée, au point de vue de ses anomalies (myopie, hyperopie, astigmie) en raison des conditions défectueuses de la vision correspondante, des complications morbides et des conséquences professionnelles.

La myopie scolaire, à cause de sa fréquence et de sa gravité, reste l'objet des plus fréquentes et des plus nombreuses recherches. Elle mérite tous les soins prophylactiques des individus, des familles et des gouvernements. Nous lui consacrerons un paragraphe spécial.

ALLEMAGNE. — Tous les auteurs sont d'accord pour conclure que le nombre des myopes, peu élevé dans les écoles rurales, augmente avec les exigences scolaires et atteint son maximum dans les lycées et les universités. La moyenne de la myopie s'accroît de classe en classe. La prédisposition myopique de la race germanique constitue un véritable péril national. On a contesté cette prédisposition de race en raison des multiples croisements ataviques. Mais il nous paraît démontré dans certaines écoles de Lausanne où les Allemands, toutes les choses égales d'ailleurs, sont deux fois plus myopes que les Suisses (Eperon, Combe, Sulzer).

Pour préciser davantage encore, nous reproduisons la grande statistique classique de Cohn, et nous donnons à la suite un tableau synoptique des principales recherches faites en Allemagne sur la myopie scolaire.

Statistique de Cohn

ÉCOLES	NOMBRE d'écoliers.	VUES normales.	MYOPES	POURCENTAGE
5 écoles de village	1.486	1.408	78	5,2 p. 100
20 écoles élémentaires à Breslau	4.978	4.245	733	14,7 —
2 écoles moyennes { Langelbielau	65	57	8	12,3 —
2 écoles moyennes { Breslau	361	287	74	20,5 —
2 Ecoles supérieures de filles	834	651	183	21,9 —
2 Ecoles réales	1.141	866	275	24,1 —
2 Gymnases	1.195	816	379	31,7 —
Total des écoliers de village	1.486	1.408	78	5,2 p. 100
Total des écoliers de ville	8.574	6.922	1.652	19,2 —
Garçons	6.337	5.136	1.201	18,8 p. 100
Filles	3.693	3.164	529	14,3 —
Total général	10.060	8.330	1.730	17,1 p. 100

ALLEMAGNE. — Recherches sur la Myopie scolaire

NOMS D'AUTEURS	VILLES	ÉCOLES de village.	ÉCOLES PRIMAIRES		ÉCOLES SUPÉRIEURES		ÉCOLES moyennes.	ÉCOLES industrielles.	GYMNASES Écoles de cadets.	UNIVERSITÉS
			garçons.	filles.	garçons.	filles.				
		p. 100	p. 100		p. 100	p. 100	p. 100	p. 100	p. 100	p. 100.
Schürmayer. .	Bade.	»	4,9	»	25	»	»	»	»	»
Florschütz . .	Cobourg . . .	»	»	»	»	»	12	»	»	»
Cohn.	Breslau. . . .	5,2	14,7	»	»	21,9	20,5	21,1	31,7	59
Reck	Wolfenbütel .	»	»	»	»	»	11	»	»	»
Hoffmann. . .	Wiesbaden . .	»	20	»	»	»	»	»	47	»
Scheiding. . .	Erlangen . . .	»	»	»	»	»	»	»	28 à 80	»
Gartner. . . .	Tubingue. . .	»	»	»	»	»	»	»	»	78
Kotelmann . .	Hamburg. . .	»	»	»	»	»	»	»	38	»
Glassen. . . .	Hamburg. . .	»	»	»	»	»	»	»	41	»
Conrad. . . .	Kœnisberg . .	»	4 à 11	»	»	»	»	»	»	52 à 62
Seggel	Munich. . . .	»	»	»	»	»	»	»	51	»

Suisse. — La Suisse, comme l'Allemagne, a fourni une contribution importante à l'étude de la myopie scolaire. Les travaux de Ott et Birmann à Schaffouse, de W. Manz à Fribourg, de Dor et Emmert à Berne, de Pflüger à Lucerne, sont à signaler. Ils ont démontré qu'on trouve 30 p. 100 de myopes chez les écoliers de 9 à 10 ans (Dor), que la myopie augmente avec l'âge (47 p. 100 chez les écoliers de 9 à 21 ans) (Ott) et aussi avec les études. Emmert trouve 70 p. 100 de myopes dans les Universités; Manz 6,2 p. 100 dans les écoles primaires et 29 p. 100 dans les gymnases.

Sulzer, examinant les écoles de Genève, constate le grand nombre des myopies monolatérales et fait de la myopie scolaire « comme une adaptation de l'appareil visuel à l'attitude exagérée par l'écriture inclinée, adaptation qui se produirait dans l'intérêt de la vision binoculaire ». Il constate, à Genève et à Lausanne, que les enfants de race germanique, bien que dans des conditions identiques d'âge et de scolarité, présentent une proportion myopique double de celle des enfants de race latine.

Russie. — Les principaux travaux sont ceux d'Erismann, Maklaoff (Moscou, 1871), Koppe et Jaesche à Dorpat, Reich à Tiflis, Dobrowski à Ouralsk.

Les résultats obtenus par Erismann sont des plus intéressants. Ils diffèrent légèrement de ceux de Cohn.

STATISTIQUE D'ERISMANN

CLASSES	NOMBRE des élèves.	MYOPES		HYPERMÉTROPES		EMMÉTROPES	
		nombre.	proportion.	nombre.	proportion.	nombre.	proportion.
			p. 100		p. 100		p. 100
Préparatoire.	59	8	13	40	67,8	11	18,6
I	783	124	15,8	436	55,6	219	28
II	880	197	22,4	444	50,5	232	26,4
III	852	262	30,7	352	41,3	233	27,3
IV	594	228	38,4	206	34,7	157	26,4
V	499	206	41,3	173	34,5	121	24,2
VI	374	157	42	121	32,4	94	25,1
VII	257	110	42,8	93	36,2	54	21
Spéciale.	60	25	41,7	24	40	11	18,3

Sur 2.534 élèves d'un lycée il trouve :

Myopes.	866	soit	34,2	p. 100
Emmétropes	654	—	25,8	—
Hypermétropes	1003	—	39,5	—
Amblyopes	11	—	0,05	—

L'auteur constate que le nombre des myopes augmente avec la scolarité et que la diminution des hypermétropes est en rapport direct de l'augmentation des myopes.

De plus, le nombre des emmétropes s'accroît aux dépens de celui des hypermétropes dans les basses classes et diminue au profit du nombre des myopes dans les classes élevées (voir tableau p. 117).

Autriche. — Jaeger en 1861, Reuss à Vienne et Nectoliczka, en 1881, à Gratz (Styrie) constatent que les myopes sont dans la proportion de 4 p. 100 chez les garçons et 8 p. 100 environ chez les filles, dans les écoles primaires.

Angleterre. — Les recherches les plus connues sont celles de Jame Ware (1812), de Priestley Smith, de Spalding et de Hadlow. Le premier a trouvé la myopie variant de 5 à 20 p. 100 lorsqu'on passe des écoles primaires aux séminaires. Le second ne compte que 3,5 p. 100 dans les écoles primaires.

Hadlow a fait cette intéressante constatation qu'à l'école de Greenwich, où les élèves ne sont reçus qu'avec une vue normale, on trouve, au bout de trois ans, cinq myopes environ pour cent élèves. Ce même auteur a remarqué que 25 p. 100 des étudiants portent des lunettes.

Menzies à Rochdale, sur 398 élèves des écoles élémentaires, trouve 66 p. 100 de visions anormales dues à la myopie, l'hyperopie et l'astigmatisme, et 4 p. 100 de myopes. L'âge de ces élèves est compris entre six et quatorze ans.

Enfin, chez les garçons, Auworth Menzas recense 44 p. 100 et Lawson 36,6 p. 100 de myopes.

Suède. — Schultz, à Upsal en 1870, dénombre dans les gymnases environ 37 p. 100 d'élèves myopes.

Le professeur Widmark, de Stockholm, examine les élèves de l'école supérieure de Djursholmer, placée à la campagne dans de bonnes conditions d'hygiène générale, et trouve seulement 12 amétropies sur 151 élèves.

Dans des classes de gymnase, il relève 17 p. 100 et 28 p. 100 de myopes.

Il trouve plus de myopie chez les filles, 6,2 p. 100, que chez les garçons, 0,8 p. 100,

La myopie aurait diminué depuis vingt ans dans ces écoles grâce aux exercices de plein air. Aucun élève n'a de leucome cornéen, la kératite phlycténulaire n'existe pas.

L'auteur attribue la diminution de la myopie aux meilleures conditions d'éclairage, d'impression, de tenue, de surveillance, d'hygiène générale, et peut-être à l'accroissement des classes réales (sciences) et à l'abandon des classes littéraires (latin-grec).

Hollande. — Alexander, à Aix-la-Chapelle en 1866, Collard, à Utrecht, étudient la myopie scolaire. Ce dernier constate chez les étudiants hollandais 27 p. 100, et chez les allemands 40 p. 100 de myopes.

Belgique. — Van Roosbroek (1861) affirme que la myopie survient avant l'âge de quinze ans.

Le docteur de Metz publie à Anvers en 1898 un important travail basé sur l'examen de 30.000 enfants. Il en résulte que, dans les écoles communales et les écoles libres de cette ville, les filles ont plus souvent que les garçons une acuité visuelle anormale : 26 p. 100 et 37 p. 100.

Ses recherches confirment celles de ses prédécesseurs, à savoir que les myopies sont plus nombreuses dans les salles mal éclairées. Dans une école de filles, très mal éclairée, et aujourd'hui désaffectée, le chiffre myopique atteignait 30 p. 100.

Etats-Unis. — Les travaux de Jeffries et Derky-Hasket à Boston ; de Cellan Lorifig et Derby à New-York ; de Williams et Agnew à Cincinnati, enfin ceux de Risley sur les complications de la myopie et leur fréquence méritent surtout d'être signalés.

Risley a trouvé 60 p. 100 de myopes astigmates avec croissants choroïdiens inflammatoires ou atrophiques, 87 p. 100 avec lésions choroïdiennes diverses et 77 p. 100 asthénopiques.

A Cincinnati, Agnew voit que les myopes se répartissent de la façon suivante :

10 p. 100 dans les écoles de district.		
14 —	—	secondaires.
16 —	—	supérieures.

A New-York, la proportion myopique est encore plus forte, et due probablement à l'abondante population d'origine batavo-germanique.

Classes préparatoires	29	p. 100
— Première	40	—
— Seconde	35	—
— Troisième	53	—
— Quatrième	57	—

Il s'agissait cependant d'une école modèle.

France. — Les recherches sur la myopie scolaire sont très nombreuses et leurs résultats importants. Citons les travaux de Szokalski, les premiers en date de tous, effectués d'une façon systématique de 1834 à 1848, ceux de Gayat, de Nordenson, Giraux-Teulon, Maurice Perrin, Landolt, Trélat, Javal, Gariel, Dor, Dransart, Nicati, Nimier, etc., etc. Signalons enfin la thèse intéressante de Gusse (Bordeaux, 1895).

Javal a établi que l'astigmatisme est un facteur important et habituel de la myopie.

D'autre part, Houzé de l'Aulnoit incrimine la longueur des études nécessitée par la rigueur des programmes.

Dans les écoles primaires, Gayat compte 3,93 p. 100 de myopes, Nicati 8 p. 100 chez les garçons et 7 p. 100 chez les filles.

Au *lycée de Lyon*, d'après Dor, on trouve un pourcentage de myopie différent chez les internes et les externes :

Internes.	33 p. 100
Externes	18 —

Nous reproduisons pour les *lycées de Paris*, à titre de spécimens, les chiffres primitifs de Szokalsky et ceux plus récents de Despagnet.

STATISTIQUE DE SZOKALSKI

Lycée Charlemagne.

CLASSES	NOMBRE des élèves.	MYOPES	PROPORTION
Septième.	65	0	0
Sixième	86	4	1 : 21
Cinquième.	92	3	1 : 31
Quatrième.	106	5	1 : 21
Troisième	96	7	1 : 14
Seconde	88	8	1 : 11
Rhétorique.	102	13	1 : 8
Philosophie	98	11	1 : 9
Physique-Mathématiques . .	74	38	1 : 2
TOTAL.	807	89	1 : 9

Lycée Louis-le-Grand.

CLASSES	NOMBRE des élèves.	MYOPES	PROPORTION
Troisième	32	3	1 : 11
Seconde	36	3	1 : 12
Rhétorique	49	7	1 : 7
Philosophie	28	7	1 : 4
Physique-Mathématiques	25	5	1 : 5
TOTAL	170	25	1 : 7

Despagnet a trouvé chez les élèves du collège Rollin, à Paris, les chiffres suivants :

Classe.	Pourcentage de myopes.
Polytechnique	44,0
Centrale	15,3
Saint-Cyr	72,7
Philosophie	55,5
Mathématiques élémentaires	28,5
Sixième année	40,0
Rhétorique	51,8
Cinquième année	41,6
Mathématiques préparatoires	12,5
Seconde	52,3
Quatrième année	37,5
Troisième année	32,5
Troisième	30,0
Quatrième	40,0
Deuxième année	41,4
Cinquième	37,0
Première année	40,0
Sixième	47,8

Septième	25,0
Huitième	15,3
Neuvième	10,0
Primaire	12,5

Le Dr Espinouze, au *collège de Perpignan*, durant l'année scolaire 1906-1907, trouve les chiffres suivants pour 212 pensionnaires :

Normaux, 160 ou 75,05 p. 100 ;

Anormaux, 52 ou 24,05 p. 100 ;

Myopie, 29 ou 13,6 p. 100 ;

Hyperopie, 8 ou 3,77 p. 100 ;

Astigmie, 15 ou 7 p. 100.

Aucun cas d'affection externe importante.

Nous-mêmes, à *Montpellier*, en 1905, nous avons pu examiner tous les élèves externes ou internes du grand et du petit *lycée*.

Nous obtenons les chiffres ci-dessous :

Élèves, 855.

Normaux, 581 ou 67,9 p. 100 ;

Anormaux, 274 ou 32,1 p. 100 ;

Myopie, 108 ou 12,63 p. 100 ; avec astigmie, 24 ou 15,45 p. 100 ;

Hyperopie, 56 ou 6,54 p. 100 ; avec astigmie, 22, ou 9,1 p. 100 ;

Astigmie simple, 5,6 p. 100 : myopique, 15, ou 1,7 p. 100 ; hyperopique, 33 ou 3,8 p. 100 ;

Astigmie combinée, 5,3 p. 100 : myopique, 24, ou 2,8 p. 100 ; hyperopique, 22, ou 2,5 p. 100 ;

Lésions externes, 14 ou 1,6 p. 100.

Pour les *écoles communales*, nous reproduisons seulement les chiffres relevés à Montpellier de 1895 à 1907, mais nous ajoutons aux chiffres de la myopie ceux qui se rapportent à l'hyperopie, à l'astigmie et aux lésions externes.

MYOPIE, HYPEROPIE, ASTIGMATISME ET LÉSIONS EXTERNES DANS LES ÉCOLES DE MONTPELLIER DE 1895 A 1907

ÉCOLES	NOMBRE d'élèves.	MYOPIE	HYPEROPIE	ASTIGMATISME	LÉSIONS externes.
École supérieure de garçons. .	554	61	60	43	23
— rue Jeu-de-l'Arc	584	41	74	44	43
— rue Voltaire.	472	48	58	38	56
— rue des Aiguerelles . . .	364	38	70	24	44
— faubourg Boutonnet. . .	650	42	66	41	40
— rue Aigrefeuille	375	35	51	32	34
— rue Louis-Blanc	556	26	60	37	42
— rue Gendarmerie	495	35	55	25	45
— rue des Soldats	481	52	62	32	62
— rue Bernard-de-Tréviers .	434	32	33	23	41
École supérieure des filles. . .	243	22	28	17	9
— rue Valfère	592	1	17	9	9
— rue l'Observance.	178	16	32	22	18
— rue Général-Riu	510	33	87	35	67
— rue Ecoles-Laïques . . .	511	33	70	40	41
— rue Louis-Blanc	488	25	72	43	50
— rue Dom-Vaissette. . . .	415	34	71	36	33
— rue Général-Maureilhan .	464	36	53	48	40
— rue Grand-Saint-Jean . .	424	31	80	47	51
— Boulevard des Arceaux .	227	10	44	15	32
TOTAL	9.017	651	1.133	651	780

Le pourcentage est le suivant :

Myopie.

Ecole supérieure de garçons . . .	11,1	p. 100
— filles	9,5	—
Ecole primaire de garçons. . . .	7,9	—
— filles	6,8	—

Hyperopie.

Ecole supérieure de garçons . . .	10,8	p. 100
— filles	11,5	—
Ecole primaire de garçons. . . .	11,7	—
— filles	16,2	—

Astigmie.

Ecole supérieure de garçons . . .	7,7	p. 100
— filles	6,9	—
Ecole primaire de garçons. . . .	6,7	—
— filles	9,1	—

Lésions externes.

Ecole garçons	8,6	p. 100
— filles.	9,8	—

Les *écoles normales* se rattachent aux écoles primaires et en sont la continuation. Les conditions générales relatives au régime, aux études et aux élèves mêmes en font néanmoins une catégorie spéciale qu'il importait de signaler.

L'inspection des écoles normales d'instituteurs et d'institutrices, s'effectuant depuis peu, n'a porté que sur un petit nombre d'élèves. En revanche, nous donnons en détail les résultats obtenus (thèse de Mme Bousquet-Rabinowitch, Montpellier, 1906).

Réfraction des 41 élèves de l'École normale des Instituteurs

Myopie				Hypermétropie				Emmétropie		Astigmatisme						Lésions diverses
Acuité.		Degré.		Acuité.		Degré.		Acuité.		Acuité.		Myopique.		Hyperopique.		
OD	OG	OD	OG	OD	OG	OD	OG	OD	OG	OD	OG	OD	OG	OD	OG	
0,7	0,6	—1,25	—1,50	1,6	1,8	+2	+2,50	1,6	1,4	0,4	0,8	....	....	+2+0,25	+1+0,25	
0,7	0,7	—1,50	—1	1,6	1,5	+1	+1	1,1	1,1	0,5	0,2	— 3 — 1	—10 sph	....	....	6 Conjonctivites catarrhales chroniques 1 Leucome central léger.
0,2	0,2	—4	—4	0,2	0,2	+3	+4	1,6	1,5	1/100	0,2	—1,50—0,50	(id.)	....	....	
0,5	1,4	—0,50	E	1	1	+2,50	+2,50	1,7	1,7	0,1	0,1	— 3	— 3	....	....	
0,6	0,6	—0,50	—0,50	0,9	0,9	+1	+1	1,2	1,8	0,4	0,4	— 0,50	— 0,50	....	....	
0,1	0,1	—5	—6	1,5	1,5	+1,50	+1,50	1,2	1							
				1,6	0,9	+0,50	+1	1,4	1,2							
				1,1	0,5	+1	+2	1,3	1,3							
				1,4	1,4	+1	+1	1,4	1,4							
				1,6	1,5	+1	+0,50	1,6	1,4							
				1,6	1,6	+1	+1	1,3	0,9							
				1	1	+1,50	+1,50	1,8	1,7							
				1	1,2	+1,50	+1	1	1							
				1,6	1,6	+1	+1	1	0,8							
				1,3	0,9	+1	E	1	1							

Réfraction des 52 élèves de l'École normale des Institutrices

Myopie				Hypermétropie				Emmétropie				Astigmatisme						Lésions diverses
Acuité.		Degré.		Acuité.		Degré.		Acuité.		Acuité supér.		Acuité.		Myopique.		Hyperopique.		
OD	OG	OD	OG	OD	OG	OD	OG	OD	OG	OD	OG	OD	OG	OD	OG	OD	OG	
1	0,8	—1	—1	0,5	0,5	+4	leucome	1	1	1,4	1,4	0,3	0,2	—1—1	—1—1			1 leucome central.
0,1	0,1	—3	—3	1,6	1,6	+1	+1	1	1	1,6	1,6	0,8	1	—1	E			
0,3	0,3	—4	—4	1,2	1,2	+0,50	+0,50	1	1	1,6	1,6	1,4	0,4	»	»	E	+1	1 leucome diffus.
0,2	0,2	—6	—6	1,6	1,4	+0,25	+0,25	1	1	1,4	1,6	0,3	0,3	—1,50	—1,50			
0,1	0,2	—2,50	—2,50	1,2	1	+0,50	+0,50	1	1	0,9	1,4	0,4	0,5	—1,50	—1,50			
				1,6	1,2	+0,50	+0,50			1,2	1	0,4	0,4	»	»	+0,75 +0,75	+1+2	13 conjonctivites catarrhal { 3 H, 1 m, 3 As, 3 Em
				1,8	0,9	+2	+2			1,8	1,8	2/50	1	—4	E			
				0,9	1,2	+0,50	+0,25			1,8	1,8	3/50	0,1	—1—7	—1—5			
				0,6	1	+1	+0,50			1,6	1,4	1,4	2,4	»	»	+0,50	+0,50	
				1,6	1,6	+1	+1			1,2	1,6	0,3	0,3	—3	—3			
				1,2	1	+0,50	+1			1,5	1,6	0,3	0,4	—2	—2			
				1,5	0,2	+2	+1			1,4	1							
				0,9	0,4	+1	+2			1,2	1,5							
										1,6	1,6							
										1,2	1,2							
										1,4	1,4							
										1,2	1							
										1,6	1,5							

Pourcentage des écoles normales :

Myopes.

Ecole normale d'instituteurs . . .	14,6	p. 100
— d'institutrices. . .	9,6	—

Hyperopes.

Ecole normale d'instituteurs . . .	36,5	p. 100
— d'institutrices. . .	25,0	—

Astigmes.

Ecole normale d'instituteurs. . .	12,1	p. 100
— d'institutrices. . .	21,0	—

Lésions externes.

Ecole normale d'instituteurs. . .	17,0	p. 100
— d'institutrices. . .	28,8	—

Ainsi qu'on a pu s'en rendre compte, les documents relatifs à la réfraction des écoliers sont assez nombreux, mais d'une importance très inégale. La plupart se rapportent à la myopie et aux écoles primaires ; quelques-uns ont trait aux collèges ou lycées; enfin, les plus rares concernent les écoles professionnelles ou les universités.

Ces documents ont été publiés en différents pays, à l'étranger surtout, par divers oculistes. Il serait bon d'en rapprocher les chiffres soit pour en constater les lacunes, soit pour en comparer les pourcentages.

Nous avons tenté ce rapprochement pour la myopie, dans un tableau spécial, que nous pourrons ultérieurement compléter, mais qui présente déjà quelque intérêt synoptique.

Résultats synthétiques et comparatifs des principales recherches sur la myopie scolaire en France et a l'Étranger

Noms d'auteurs	Villes	Écoles de village.	Écoles primaires. Garçons.	Écoles primaires. Filles.	Écoles supérieures. Garçons.	Écoles supérieures. Filles.	Écoles moyennes	Écoles industrielles.	Gymnases. Lycées. Écoles de cadets.	Universités	Élèves Internes.	Élèves Externes.	Age De 9 à 10 ans.	Age De 6 à 21 ans.	Sexe Garçons.	Sexe Filles.	Nationalité ou race Hollandais.	Allemands.	Américains.	Français.	Israélites.	Nègres.
		p. 100	p. 100	p. 100	p. 100	p. 100	p. 100	p. 100	p. 100.	p. 100	p. 100	p. 100	p. 100	p. 100.	p. 100	p. 100	p. 100	p. 100	p. 100	p. 100	p. 100	p. 100
Schürmayer	Bade		4,9		25	21,0	12															
Florschütz	Mobourg						20,5	24,1	31,17	59					18,6	14,3						
Cohn	Breslau	5,2	14.7				11		47													
Rock	Wolfenbütel		20						28 à 80													
Hoffmann	Wiesbaden									78												
Scheiding	Erlangen								38													
Gartner	Tubingen								41													
Kotelmann	Hambay									52 à 62												
Glassen	Hambulg		4 à 11						51													
Conrad	Kœnigsberg														15	14						
Seggel	Munich				15	14																
Just	Zittau												30									
Dor	Berne									70			19,70	47,70								
Ott	Schaffouse								29													
Emmert	Berne		6,2											23,2	5	8		21				
Mans	Fribourg		5	8																		
Pflüger	Lucerne								31,2		12,1	33,4										
Erismann	St-Pétersbourg																			8	12,3	
Reich	Tiflis																					
Rauss	Vienne		4																			
Neetolicka	Gratz								20													
Priestley Smith	Birmingham		5																			
Spalding	Portland		3,5						5													
Hadlow	Greenwich		4	8											44							
Menzies	Rochdale														20,6							
Auvorth Neuzas	?								37													
Lauceson	?								17 à 24	23 à 34					0,8	6,2						
Schultz	Upsal																					
Widmark	Stockholm															27	40					
Collard	Utrecht		3 à 10																			
De Nuto	Anvers																					3
Mellan			10				14	16	30 à 40					3,5 à 26,7			24	20				
Agnew	Cincinnati		0,8																			
Loring et Desby	New-York					16	11															0
Williams	Boston								11 à 14													
Macnamara	Bengale										33	18										
Szokalski	Paris		3,93												8	7						
Gayat	Lyon		8	7					33													
Nicati	Marseille								33													
Giraud Teulon	Paris							14,0														
Maurice Perrin	Paris								12 à 44													
Nordenson	Paris																					
Despaquet	Paris																					
Quentin	London														12,03	8,7						
Truc et Chavernac	Montpellier	3	7,0	0,8	11,1	9,3	9,0 à 15,0															

Myopie scolaire. — Il résulte de l'ensemble de ces divers documents que la réfraction se modifie graduellement pendant la scolarité. La myopie se développe considérablement, l'hyperopie disparaît avec la croissance et devient emmétropie, l'astigmie enfin s'atténue plus ou moins avec le développement du globe. Que certains yeux hyperopes s'allongent et deviennent emmétropes, que certains yeux emmétropes s'allongent trop et deviennent myopes, c'est assez naturel ; mais que ces modifications favorables ou défavorables soient principalement le fait de la scolarité, c'est au moins discutable.

On ne conteste guère cependant l'action de la scolarité sur le développement de la myopie. On s'appuie sur les statistiques précédentes démontrant, des petites classes aux grandes, des écoles primaires aux lycées et aux facultés, l'accroissement constant de la myopie, de son degré et de ses complications ; on remarque l'extension de la myopie chez les peuples instruits et son absence à peu près complète chez les peuples illettrés (Crenn, à Madagascar) ; la plus grande fréquence myopique dans les villes qu'à la campagne, chez les internes que chez les externes (Erisman, H. Dor) et on affirme l'origine scolaire de la myopie.

Une telle conclusion paraît cependant assez contestable. La myopie en effet se produit durant la scolarité, de 6 à 12, à 18, à 25 ans, à la période de croissance générale et d'allongement normal de l'œil. Il n'y a pas grande différence entre la myopie dite scolaire des villes et celle des campagnes; en tout cas nos statistiques à cet égard sont encore peu nombreuses. Vergne a même comparé les statistiques militaires départementales des illettrés et myopes sans trouver aucune corrélation entre la culture générale et la myopie des illettrés. La race est trop mêlée pour être démonstrative de la prédisposition myopique. Les professions visuelles abondent en myopes parce que les myopes y trouvent peut-être de meilleures conditions de travail personnel. Les caractères différentiels de la myopie dite scolaire et de la myopie inflammatoire ne sont guère tranchés. Et quant aux prétendus spasmes ciliaires accommodateurs ou à la compression du globe dans le travail de près, invoqué comme producteur de la myopie scolaire, ils nous paraissent très hypothétiques.

Dans ces conditions, il importe de rester dans une certaine réserve.

Pour nous, considérant que la myopie paraît un peu plus fréquente à l'école urbaine qu'à l'école suburbaine, que les écoles mal éclairées sont plus myopes que les écoles bien éclairées, que Widmark a vu baisser fortement la proportion myopique par l'amélioration de l'hygiène scolaire, et que cette hygiène scolaire est généralement très défectueuse à tous égards, nous estimons que la scolarité favorise simplement le développement de la myopie chez les sujets prédisposés.

La myopie nous apparaît d'ailleurs comme une pure adaptation à la vision de près, chez les individus à mauvaise nutrition, hérédité morbide, infection occasionnelle ou constitution scléro-cornéenne défectueuse.

Une bonne alimentation (cantines), le traitement général (toniques), les verres correcteurs et une meilleure hygiène scolaire sont à la fois les éléments de la thérapeutique et de la prophylaxie.

La myopie scolaire ou non mérite toujours les plus grands soins oculaires.

Les règlements administratifs ont aussi leur importance et l'on ne peut qu'applaudir à la circulaire antimyopique de M. Clemenceau.

II. — CHROMATOPSIE

Sœbeck avait trouvé dans les écoles de Berlin seize cas de cécité complète pour les couleurs. Just, Swann et Burnett n'avaient pas même constaté 1 p. 100 de daltonisme chez les filles (2 sur 1.691) et davantage chez les garçons. Les statistiques de Cohn, Magnus et Favre (à Lyon) étaient plus ou moins concordantes (1 à 4 p. 100).

Nous avons, à Montpellier, examiné 231 filles et 280 garçons et nous n'avons rencontré aucune anomalie appréciable.

Notre procédé était-il défectueux ?

Les couleurs étaient d'abord exposées en commun

à tous les élèves, puis successivement dénommées par eux sur un tableau mural ; enfin, chaque élève était examiné avec le grand disque coloré du scotomètre de Truc. Il y avait parfois de la part de l'enfant une hésitation pour donner un nom à la couleur, mais jamais pour la reconnaître.

Les cas de dyschromatopsie dans nos écoles restent donc exceptionnels ; nous pouvons même les considérer, en pratique, comme absolument négligeables.

Dans les *cliniques ophtalmologiques*, on trouve une proportion élevée d'ophtalmies infantiles et juvéniles : H. Cohn 58 p. 100, Horner 59 p. 100, Sœmisch 48 p. 100, Frenckel 17 p. 100.

Dans les *écoles* mêmes, la proportion est naturellement beaucoup plus faible : Schreiber 15 p. 100, nous-mêmes 7,68 p. 100 chez les garçons et 8,93 p. 100 chez les filles.

III. — LÉSIONS EXTERNES

En 1880, au Congrès de Turin, le docteur Pier-d'Houy appelle les écoles de « véritables pépinières d'ophtalmie granuleuse ». D'autre part, Galezowski insiste sur la fréquence, dans les milieux scolaires, des blessures de l'œil par les plumes d'acier, et Crainiceau publie une statistique sur les maladies congénitales rencontrées dans le cours des examens oculaires de 8.000 écoliers.

Nous avons constaté, dans les écoles communales de Montpellier, 807 cas de lésions oculaires externes sur 8.764 élèves, soit une proportion de 9 p. 100.

Il s'agissait le plus souvent de blépharites, conjonctivites, kératites phlycténulaires, leucomes simples ou adhérents, strabismes, nystagmus, etc.; aussi quelques traumatismes.

Nous n'avons observé qu'un petit nombre de cas d'ophtalmies granuleuses (surtout chez les enfants de l'Assistance publique) à forme non fluente et jamais de contagion scolaire (toujours familiale).

CHAPITRE II

CONDITIONS MATÉRIELLES DE L'ÉCOLE

I. — BATIMENTS ET LOCAUX SCOLAIRES

La situation et l'orientation des bâtiments dépendent autant de l'hygiène générale que de l'hygiène oculaire. Aussi aurons-nous peu de travaux spéciaux à signaler.

Indiquons toutefois que Lang et Reclam préconisaient l'exposition au nord; Javal fixe la distance qui doit séparer l'école des constructions voisines au double de la hauteur de ces dernières. Fuchs recommande la même disposition en d'autres termes : les maisons environnant le bâtiment scolaire ne s'élèveront pas à plus de 20 ou 25° au-dessus de l'horizon. Enfin, la Commission hessoise indique d'orienter les angles et non les faces de l'École vers les points cardinaux.

En France, l'orientation et la situation scolaires se trouvent régies par la loi sur l'organisation de l'enseignement primaire du 30 octobre 1886 et la loi des 19 juillet 1889 et 25 juillet 1893 :

« La disposition des bâtiments sera déterminée

suivant le climat de la région, en tenant compte des conditions hygiéniques, de l'exposition, de la configuration, des dimensions et de l'emplacement des ouvertures libres sur le ciel et surtout de la distance des constructions voisines.

» Dans tous les cas, la distance de la face ou des faces d'éclairage aux constructions voisines ne sera jamais inférieure à 8 mètres. » (Instructions du 18 janvier 1887 sur les écoles primaires élémentaires.)

A Montpellier, l'orientation des écoles primaires serait correcte : est-ouest, directe ou diagonale; la situation générale en est plutôt favorable; les anciennes écoles sont peu nombreuses, non surplombées par les bâtiments voisins et les nouvelles écoles, absolument isolées.

Les écoles normales se trouvent également dans de bonnes conditions.

II. — ÉCLAIRAGE

Il faut étudier successivement l'éclairage naturel ou diurne et l'éclairage artificiel ou nocturne.

§ 1. — Éclairage naturel.

Les travaux de Javal, Laguerre, Hoffmann, fixant le minimum d'éclairage nécessaire; les recherches de Cohn, de Zwez, Trélat, Gariel, en Allemagne et en France, adoptant dans leurs conclusions l'éclairage unilatéral : celles de Gabriel et Javal, partisans résolus de l'éclairage bilatéral, provoquent et inspirent les premières législations scolaires dans les différents pays civilisés.

Würtemberg. — Par son règlement du 28 décembre 1870, il sanctionne le premier les propositions de Cohn. On y trouve les prescriptions suivantes :

La lumière viendra du plafond pour les classes de dessin ; de gauche et du fond, si l'on veut, pour les autres. L'éclairage bilatéral reste condamné. La distance entre la fenêtre et le sol ne sera pas inférieure à 1 mètre. Les vitres seront claires et transparentes.

Prusse. — Par décision du ministre des cultes de janvier 1880, elle se prononce en faveur de l'éclairage unilatéral et prescrit même la fermeture des fenêtres donnant sur les murs, ne laissant subsister que celles s'ouvrant sur la cour ou le jardin, les faisant toutefois monter jusqu'au plafond.

Suisse. — Même règlement.

Autriche (règlement du 9 juin 1873). — Elle s'était déjà conformée après le Würtemberg, à la règle de Cohn, donnant en outre aux fenêtres une forme quadrangulaire et permettant l'emploi du blanc de zinc sur les vitres inférieures pour empêcher la vue des objets extérieurs.

L'éclairage est unilatéral gauche dans les écoles de Vienne et de Buda-Pesth. Les fenêtres ont $2^{m},70$ de hauteur sur $1^{m},40$ de largeur. L'éclairage est suffisant et sa moyenne égale à 12 bougies. Le rapport du vitrage au sol varie entre 1/4 et 1/5 (Leprince).

HOLLANDE (règlement du 6 septembre 1830).

ESPAGNE (commission ministérielle, 30 octobre 1869).

ANGLETERRE (Code scolaire 1870-1871). — Ces pays avaient adopté l'éclairage bilatéral, n'y trou-trouvant aucun inconvénient.

PORTUGAL. — Il ne prend pas parti dans cette discussion et préconise seulement les fenêtres du système Hurwood, leur imposant une largeur minima de $1^{m},20$.

FRANCE. — L'opinion de Gariel et de Javal pesa d'un grand poids sur les décisions de la commission qui prépara le règlement scolaire de 1880 prescrivant l'éclairage bilatéral.

L'instruction sur les écoles maternelles du 18 janvier 1887 (art. 10) interdit l'éclairage par le plafond.

Comme type d'école, citons celle d'Essonnes, construite sur les indications de Trélat, par Simonet, et celle de Saint-Denis, par Laynaud, où le jour abondant et la forme parabolique des plafonds rendent la lumière aussi égale que possible dans toutes les parties de la classe. Elles sont éclairées unilatéralement.

Enfin, l'école modèle Ferrand réalise, sur les conseils de Galezowski, l'éclairage bilatéral différentiel.

Les *dimensions à donner aux fenêtres* ont été très exactement déterminées.

Tandis que Cohn proposait 1 mètre carré de fenêtre pour 5 mètres carrés de sol, l'école prussienne, exposée à Paris en 1868, possédait environ 1/2 pied carré d'ouverture pour 1 pied carré de parquet. L'école suédoise (exposition de Vienne 1873) réalisait la proposition de Cohn. L'école américaine en avait davantage : autant de vitrage que de sol, ainsi que l'école Ferrand (Exposition de Paris, 1878).

Risley fixe la limite minima à la fraction 1/6. L'école Franklin, à Washington, reçoit l'éclairement le plus intense, car l'aire des ouvertures dépasse la superficie du sol.

L'Espagne donne aux fenêtres autant de fois 14 décimètres carrés qu'il y a d'élèves; le Portugal, de 10 à 25 centimètres carrés par mètre de surface interne.

En France, l'article 19 de l'instruction du 18 janvier 1887 ordonne que les dimensions des baies soient calculées de façon que la lumière éclaire toutes les tables.

§ 2. — Éclairage artificiel.

On a essayé de réaliser avec l'éclairage artificiel ce qui avait été fait avec la lumière du jour : l'éclairage unilatéral.

A *Prague*, dans une école particulière, on a disposé, entre les fenêtres au-dessus de leur partie moyenne, des foyers à gaz, munis de réflecteurs et de globes en verre fumé. A Berlin, à Bruxelles, on a tenté des essais analogues.

A *Glascow*, on a construit des plafonds lumineux. Dans les écoles de la ville de *Luxembourg*, on a disposé des appareils d'éclairage au-dessus des passages réservés entre les bancs, chaque appareil ne devant éclairer que deux tables; des réflecteurs dirigent toute la lumière vers la gauche de l'élève et beaucoup moins vers sa droite. C'est, en somme, une application de l'éclairage bilatéral différentiel.

Les verres dépolis ont été peu employés; Liebreich avait démontré qu'ils rendaient pour les yeux la lumière par trop blessante.

Aucun de ces essais ne fut concluant, car les appareils imaginés étaient très imparfaits.

C'est alors que Boubnoff inventa le procédé dit de la lumière diffuse. Jaspar, de Liège, l'appliqua en 1881 avec des lampes électriques et des réflecteurs en métal nickelé. Schuebert, de Nuremberg, l'employa avec succès. La Commission scolaire hygiénique de Saint-Pétersbourg (1883) en propose l'emploi et peu après Erismann se déclare satisfait de son application. En 1889, Kenk et Men-

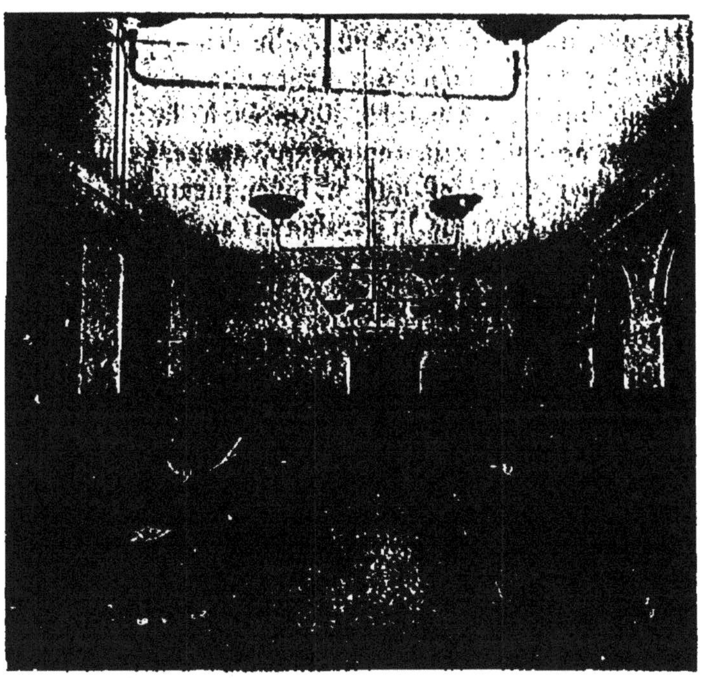

Fig. 23. — Éclairage Dargelos au lycée d'Aix.

ning adaptent des réflecteurs transparents en verre opale à des brûleurs à gaz. Kermauner et Pransnitz emploient des becs Auer placés au fond d'un entonnoir en verre opale, réfléchissant la lumière vers le plafond, dont ils sont distants de 0^m90. Ils concluent qu'il faut, dans une salle de 4 mètres de hauteur, un bec Auer pour 12 mètres carrés de surface.

En 1896, le Dr Dargelos reprit ces intéressantes recherches et imagina à Aix-en-Provence, au lycée Mignet, une disposition nouvelle des appareils. Il transforma les réflecteurs divergents en réflecteurs paraboliques, en cuivre, bronzés à la face inférieure, argentés à la supérieure, agencés sous les becs Auer de façon que le foyer incandescent se trouvât au foyer de la parabole, l'appareil étant à 1m,20 du plafond. Le prix de revient de cet appareil mis en place fut de 30 francs. L'allumage s'effectue par une étincelle électrique due à la rupture d'un courant induit.

A *Montpellier*, l'éclairage artificiel des écoles, avant l'inspection oculistique, laissait beaucoup à désirer. Il était assuré par des becs de gaz à flamme libre ou à simple manchon et ne dépassant guère 5 à 6 bougies d'éclairement. Après notre première inspection photométrique, la municipalité, frappée de ces conditions défectueuses, saisit de la question la commission de l'éclairage et y appela l'un de nous. Grâce à l'activité de cette commission et de son dévoué président, M. Raux, 1er adjoint, on transforma aussitôt les becs ordinaires en becs Auer, ce qui améliora considérablement l'éclairage scolaire.

§ 3. — Photométrie.

Tous les auteurs (Cohn, Gariel, Javal, etc.) sont d'accord pour trouver l'éclairage ordinaire des écoles plus ou moins défectueux et facteur essentiel de la myopie, mais ils ne nous fournissent guère d'indications précises. C'est que les mesures photométriques leur font généralement défaut.

Les seules recherches correspondantes ont été, en effet, pratiquées à Montpellier occasionnellement par Bertin-Sans et Imbert, et systématiquement par nous-même ou nos élèves. L'excellente thèse d'Espinouze (Photométrie scolaire, Montpellier, 1902) donne à cet égard toutes les indications nécessaires.

Les mensurations ont été pratiquées avec le photomètre Truc et les résultats consignés en quelques tableaux que nous croyons devoir reproduire d'abord pour l'éclairage naturel, ensuite pour l'éclairage artificiel.

1° *Photométrie de l'éclairage naturel.* — Ce tableau photométrique répond en partie aux conditions de construction et de situation des diverses écoles envisagées. Ainsi l'école la mieux éclairée, l'école de filles du boulevard Louis-Blanc, reçoit le jour d'une cour intérieure, mais surtout de larges fenêtres donnant sur le quai du Verdanson, qu'aucune maison ne borde de l'autre côté.

Le jour y est donc très largement distribué.

Au contraire, la faible intensité d'éclairage dont dispose l'école de la rue de l'Observance s'explique par sa situation au fond de l'étroite impasse du même nom, aux murs d'un gris sale, tandis que de l'autre côté le jour est en partie arrêté par les murs élevés du temple de la rue Maguelone.

MESURE DE L'ÉCLAIRAGE DES ÉCOLES PRIMAIRES DE MONTPELLIER (ÉCLAIRAGE NATUREL)

NOMS DES ÉCOLES	MOYENNE des bougies.
École de filles du boulevard Louis-Blanc . . .	13,05 bougies
— garçons de la rue Jeu-de-l'Arc. . . .	12 —
— filles. Rue Général-Riu	10,40 —
— garçons. Rue de la Gendarmerie. . .	10,26 —
— sup. de garçons. Rue Jeu-de-l'Arc . .	10,02 —
— filles. Boulevard des Arceaux. . . .	9,80 —
— garçons. Rue Bernard-de-Tréviers . .	9,57 —
— filles. Rue Général-Maureilhan . . .	9,52 —
— — Rue Voltaire	9,06 —
— garçons. Rue Voltaire.	8,93 —
— — Rue des Soldats	8,53 —
— — Rue Faubourg-Boutonnet. .	6,26 —
— filles. Rue du Grand-Saint-Jean . . .	5,48 —
— garçons. Rue d'Aigrefeuille	5,42 —
— filles. Rue Corraterie	5,14 —
— — Rue Dom Vaissette.	5,10 —
— — Rue de l'Observance	5,02 —

Six écoles seulement, à Montpellier, jouissent d'un éclairement dont l'intensité répond au minimum fixé par Cohn et cinq autres sont insuffisamment éclairées; ces onze écoles occupent les batiments récemment construits. Sept autres écoles, situées dans des locaux anciens reçoivent un éclairage insuffisant. Celles-ci toutefois disparaissent graduellement et sont remplacées par des écoles nouvelles ; c'est ce qui vient de se produire notamment pour l'école de la rue Voltaire, transférée dans les nouveaux bâtiments de la rue de la Valfère.

Pour compléter nos éléments d'appréciation, nous avons déterminé le cubage des classes, la superficie du sol et celle du vitrage, dans deux écoles : la plus éclairée, l'école de filles du boulevard Louis-Blanc, et la moins éclairée, l'école de filles de la rue de l'Observance.

Ecole de filles, boulevard Louis-Blanc.

1re classe.	Cubage	279^{mc}	64^{dmc}	20^{cmc}
	Superficie du sol.	55^{mq}	92^{dmq}	84^{dmq}
	Superficie du vitrage.	10^{mq}	42^{dmq}	
2e classe.	Cubage	279^{mc}	64^{dmc}	20^{cmc}
	Superficie du sol.	55^{mq}	92^{dmq}	84^{cmq}
	Superficie du vitrage.	11^{mq}	02^{dmq}	
3e classe.	Cubage	279^{mc}	64^{dmc}	20^{cmc}
	Superficie du sol.	55^{mq}	92^{dmq}	84^{cmq}
	Superficie du vitrage.	10^{mq}	42^{dmq}	
4e classe.	Cubage	279^{mc}	64^{dmc}	20^{cmc}
	Superficie du sol.	55^{mq}	92^{dmq}	84^{cmq}
	Superficie du vitrage.	9^{mq}	82^{dmq}	
TOTAL. .	Cubage	1118^{mc}	[illegible]	80^{cmc}
	Superficie du sol.	223^{mq}	71^{dmq}	36^{cmq}
	Superficie du vitrage.	41^{mq}	68^{dmq}	

Ecole de filles, rue de l'Observance.

1re classe.	Cubage	113^{mc}	69^{dmc}	25^{cm}
	Superficie du sol.	41^{mq}	05^{dmq}	50^{cmq}
	Superficie du vitrage.	3^{mq}	57^{dmq}	50^{cm}

2e classe.	Cubage	143^{mc}	69^{dmc}	25^{cmc}
	Superficie du sol	41^{mq}	05^{dmq}	50^{cmq}
	Superficie du vitrage	8^{mq}	57^{dmq}	09^{cmq}
3e classe.	Cubage	104^{mc}	87^{dmc}	46^{cmc}
	Superficie du sol	34^{mq}	71^{dmq}	30^{cmq}
	Superficie du vitrage	7^{mq}	07^{dmq}	07^{cmq}
TOTAL. .	Cubage	392^{mc}	25^{dmc}	96^{cmc}
	Superficie du sol	116^{mq}	82^{dmq}	30^{cmq}
	Superficie du vitrage	19^{mq}	21^{dmq}	66^{cmq}

Nous voyons que, dans ces deux écoles, le rapport entre la superficie du sol et celle du vitrage est à peu près identique : 1 de vitrage pour 5 1/2 de sol environ pour l'école du boulevard Louis-Blanc, et 1 de vitrage pour 6 de sol environ pour l'école de la rue de l'Observance. Cette légère différence ne suffit pas à expliquer l'écart photométrique considérable qui les sépare (13.05 et 5.02 bougies). Cet état de choses paraît donc bien, pour la plus grande part, sous la dépendance des constructions voisines de l'école.

2° *Photométrie de l'éclairage artificiel.* — Voici les résultats que nous avons obtenus, classés en deux tableaux par ordre de moyennes photométriques progressivement décroissantes, le premier pour les écoles de garçons, le second pour les écoles de filles. Nous donnons pour chaque école la moyenne de chaque classe, ainsi que le nombre des places. Enfin, un dernier tableau réunit toutes les écoles et hiérarchise leur valeur photométrique.

Écoles primaires de garçons (Éclairage artificiel).

TABLEAU DE LEUR VALEUR PHOTOMÉTRIQUE PAR ORDRE DE MOYENNES DÉCROISSANTES

NOM DE L'ÉCOLE	CLASSES	NOMBRE DE PLACES	MOYENNE Photom. des classes.	MOYENNE Photom. de l'École.
École de garçons, rue des Aiguerelles	1re classe.	44	4,43	3,64
	2e —	44	4,34	
	3e —	44	3,82	
	4e —	49	3,65	
	5e —	44	2,47	
	6e cours supér.	25	3,16	
École de garçons, rue Jeu-de-l'Arc	1re classe.	44	4,04	3,54
	2e —	41	4,21	
	3e —	44	3,60	
	4e —	47	3,91	
	5e —	49	2,57	
	6e —	44	2,95	
École de garçons, rue Bernard de Tréviers	2re classe.	31	3,93	3,40
	1e —	39	3,64	
	3e —	47	3,17	
	4e —	47	3,17	
	5e —	41	3,12	
École de garçons, rue de la Gendarmerie	1re classe.	31	2,48	3,22
	2e —	41	3,63	
	3e —	49	3,44	
	4e —	57	3,63	
	5e —	57	3,42	
École de garçons, rue d'Aigrefeuille	1re classe.	27	3,66	3,28
	2e —	37	3,50	
	3e —	43	3,45	
	4e —	43	2,53	

Écoles primaires de garçons (Éclairage artificiel).

TABLEAU DE LEUR VALEUR PHOTOMÉTRIQUE PAR ORDRE DE MOYENNES DÉCROISSANTES (*Suite*).

NOM DE L'ÉCOLE	CLASSES	NOMBRE DE PLACES	MOYENNE Photom. des classes.	MOYENNE Photom. de l'école.
École de garçons. École supérieure, rue Jeu-de-l'Arc.	1re cl. sect. A.	47	3,44	3,12
	— sect. B.	31	2,32	
	2e classe.	53	3,24	
	3e —	47	3,78	
École de garçons, rue Voltaire.	1re classe.	27	3,33	2,83
	2e —	41	3,31	
	3e —	41	2,36	
	4e —	59	2,32	
École de garçons, rue Faubourg-Boutonnet.	1re classe.	30	3,02	2,71
	2e —	34	3,54	
	3e —	45	2,75	
	4e —	43	2,03	
	5e —	45	2,03	
	6e —	79	2,93	
École de garçons, boulevard Louis-Blanc	1re classe.	29	3,31	2,67
	2e —	37	2,43	
	3e —	49	2,93	
	4e —	49	1,93	
	5e —	37	2,75	
École de garçons, rue des Soldats	1re classe.	32	2,53	2,53
	2e —	32	2,53	
	3e —	32	2,53	
	4e —	32	2,53	

Écoles primaires de filles (Éclairage artificiel).

TABLEAU DE LEUR VALEUR PHOTOMÉTRIQUE PAR ORDRE DE MOYENNES DÉCROISSANTES

NOM DE L'ÉCOLE	CLASSES	NOMBRE DE PLACES	MOYENNE Photom. des classes.	MOYENNE Photom. de l'école.
Ecole de filles, rue de la Valfère	1re classe.	30	4,30	4,01
	2e —	39	4,59	
	3e —	43	3,65	
	4e —	50	3,50	
Ecole de filles, rue Général-Maureilhan	1re classe.	31	4,06	3,82
	2e —	41	4,31	
	3e —	42	3,38	
	4e —	42	3,54	
Ecole de filles, rue Général-Riu	1re classe.	25	4,28	3,74
	2e —	33	3,60	
	3e —	33	3,84	
	4e —	41	3,90	
	5e —	41	3,65	
	6e —	57	3,21	
Ecole de filles, rue de l'Observance	1re classe.	49	3,10	3,28
	2e —	31	3,45	
	3e —	34	3,29	
	4e —	34	3,29	
Ecole de filles, rue Dom-Vaissette	1re classe.	35	2,74	2,81
	2e —	41	2,63	
	3e —	43	2,79	
	4e —	40	3,08	

Écoles primaires de filles (Éclairage artificiel).

TABLEAU DE LEUR VALEUR PHOTOMÉTRIQUE PAR ORDRE DE MOYENNES DÉCROISSANTES (*Suite*).

NOM DE L'ÉCOLE	CLASSES	NOMBRE DE PLACES	MOYENNE Photom. des classes.	MOYENNE Photom. de l'école.
Ecole de filles, boulevard Louis-Blanc	1re classe.	41	3,19	2,79
	2e —	33	2,66	
	3e —	33	2,66	
	4e —	33	2,66	
Ecole de filles. Ecole supérieure, imp. Corraterie. .	1re classe.	32	2,25	2,74
	2e —	37	2,62	
	3e —	37	2,40	
	4e —	40	3,25	
	Cl. de dessin.	24	3	
Ecole de filles, impasse Corraterie.	1re classe.	32	2,56	2,52
	2e —	43	1,95	
	3e —	47	2,34	
	4e —	49	2,97	
	5e —	30	2,80	
Ecole de filles, rue du Grand-Saint-Jean.	1re classe.	33	2,89	2,49
	2e —	45	2,68	
	3e —	57	2,52	
	4e —	65	2,40	
Ecole de filles, boulevard des Arceaux.	1re classe.	29	2,72	1,04
	2 —	33	1,48	
	3e —	42	1,78	
	4e —	41	1,39	

Écoles primaires de garçons et de filles réunies.
(Éclairage artificiel.)

TABLEAU DE LEUR VALEUR PHOTOMÉTRIQUE PAR ORDRE DE MOYENNES DÉCROISSANTES

NOMS DES ÉCOLES	MOYENNES photométriques.
Écoles de filles. Rue de la Valfère	4,01
— — Rue Général-Maureilhan	3,82
— — Rue Général-Riu	3,74
— de garçons. Rue des Aiguerelles	3,64
— — Rue Jeu-de-l'Arc	3,54
— — Rue Bernard-de-Tréviers	3,40
— — Rue de la Gendarmerie	3,32
— — Rue d'Aigrefeuille	3,28
— de filles. Rue de l'Observance	3,28
— supérieure de garçons. Rue Jeu-de-l'Arc	3,12
— de garçons. Rue Voltaire	2,83
— de filles. Rue Dom-Vaissette	2,81
— — Boulevard Louis-Blanc	2,79
— supérieure de filles. Impasse Corraterie	2,74
— de garçons. Rue Faubourg-Boutonnet	2,71
— — Boulevard Louis-Blanc	2,67
— — Rue des Soldats	2,53
— de filles. Impasse Corraterie	2,52
— — Rue du Grand-Saint-Jean	2,49
— — Boulevard des Arceaux	1,94

Schématiquement, les salles des écoles de Montpellier peuvent être réduites à deux types principaux, suivant la disposition générale des tables de travail.

Le premier type est défectueux par mauvaise qualité de l'éclairage et le second, par quantité insuffisante des sources lumineuses.

1er type, 33 places. Mauvaise qualité de l'éclairage

Dans ce genre de classe, le nombre des becs de gaz à flamme libre paraît suffisant, mais leur lumière étant trop jaune, il conviendrait de la

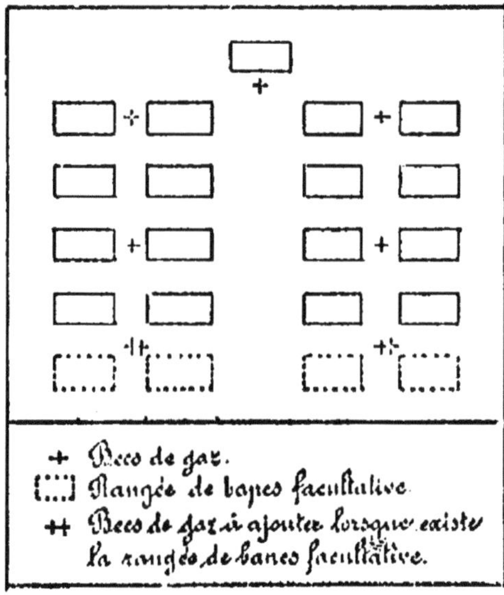

Fig. 24. — Plan photométrique.

modifier par l'emploi du bec Auër, qui donne une lumière à la fois plus blanche et plus abondante.

Quelquefois aussi, lorsque les élèves sont trop nombreux, on ajoute une rangée de tables (indiquée en pointillés dans notre schéma), le nombre de becs de gaz restant le même. La quantité de lumière que reçoivent ces tables est alors presque nulle. Deux becs de gaz devraient être ajoutés.

2e type, 49 places. Nombre insuffisant de sources lumineuses.

Dans ce type de classe, l'éclairage est défectueux

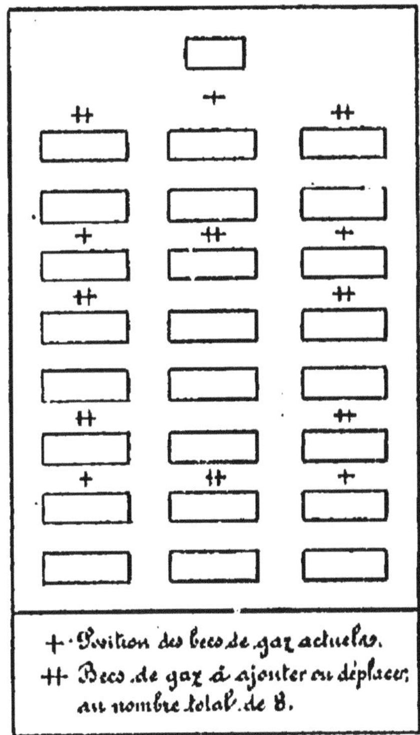

Fig. 25. — Plan photométrique.

par la qualité même de la lumière et aussi par la quantité insuffisante des sources lumineuses.

Il faudrait ici employer non seulement le bec Auër, mais encore augmenter le nombre des becs de gaz et de cinq le porter à huit. Les positions respectives qu'occuperaient alors les becs sont indiquées sur notre graphique par les doubles croix.

Les *Écoles normales* d'instituteurs et d'institutrices ont été également examinées au point de vue de l'éclairage.

A l'*École d'instituteurs*, la salle d'études a une longueur de 15m,60, une largeur de 6m,32, une hauteur de 6 mètres, soit un cubage de 591m,552. Elle possède 4 fenêtres exposées au sud, avec une superficie de vitrage de 7m,313. La surface du sol mesure 98m,60. Le rapport entre les deux surfaces est de 1 à 13.

Les places les plus rapprochées des fenêtres reçoivent un éclairement égal à 12 bougies ; les places intermédiaires jouissent d'un éclairement moyen de 6 bougies. L'éclairage naturel suffit donc seulement dans la partie de la salle voisine des vitrages.

L'orientation des tables est d'ailleurs comprise d'une façon défectueuse : elles sont disposées par rangées de façon que la première moitié des élèves fasse vis-à-vis à l'autre moitié. Cette orientation a pour but de permettre à tous les élèves de voir un grand tableau situé latéralement et au milieu du mur opposé aux fenêtres mais elle a aussi deux inconvénients : pour la moitié des élèves, éclairage uni-latéral droit; pour tous, obliquité du tableau.

L'éclairage artificiel de cette étude se fait au moyen de onze becs de gaz munis de manchons Auër et placés sur deux rangées latérales. Ils sont munis d'abat-jour et situés à $1^m,05$ au-dessus des tables.

L'éclairement des tables est de 6 bougies et de 1 bougie pour quelques places situées à l'entrée ou au fond de la salle.

Première classe. — Longueur $8^m,40$; largeur $6^m,45$; hauteur $5^m,10$. Cubage $263^m,466$. Elle est éclairée par deux fenêtres orientées au nord et donnant sur une petite cour ; les constructions voisines gênent peu l'arrivée de la lumière. Surface vitrée, $4^m,048$. Superficie du sol, $51^m,660$. Rapport des deux surfaces de 1 à 12. La photométrie nous donne les renseignements suivants : pour les places situées à proximité des fenêtres, 12 bougies ; pour les plus éloignées, 3 bougies. Au milieu, 6 bougies en moyenne. Les tables sont bien orientées, la lumière arrivant aux élèves par la gauche.

L'éclairage artificiel est fourni par 7 becs Auër qui sont situés à $0^m,92$ au-dessus des tables et munis d'abat-jour. Le relevé photométrique de l'éclairage des diverses places donne 6 bougies pour les places médianes et seulement 3 bougies pour les places latérales.

Deuxième classe. — Longueur $6^m,25$; largeur $6^m,20$; hauteur 5 mètres, Cubage $193^m,750$. Comme la première classe, la seconde est éclairée par deux fenêtres orientées au nord et donnant sur la même petite cour. La surface du vitrage est de 3^m,937, celle du sol de 38^m,750, leur rapport de 1 à 10.

Pour cette classe, les résultats des mensurations photométriques sont identiques à ceux trouvés dans la première.

A l'*École d'institutrices*, dans la salle de 3e année, on trouve :

Longueur, 8 mètres; largeur, 6 mètres; orientation : Est.

Comme éclairage naturel, une fenêtre et une porte vitrée. Rapport du vitrage au sol : 1 à 15.

Éclairement des tables 3 bougies près des fenêtres; 1 aux points éloignés.

Comme éclairage artificiel, 4 becs Auër donnant une moyenne photométrique de 3 bougies.

Dans la *salle de 1re et 2e année* on a :

Longueur, 8 mètres; largeur, 7^m,60 ; exposition : Est.

Comme éclairage naturel : une fenêtre et une porte vitrée, soit 4^m,310 de vitrage; Rapport : 1 à 13. Moyenne photométrique, 3 bougies.

Comme éclairage artificiel : moyenne, 2 bougies 1/2,

Dans la *salle de dessin*, la moyenne photométrique est de 4 bougies. Cette salle ne possède pas d'éclairage artificiel.

Dans la *salle de couture :* rapport 1 à 9. 12 bougies près des fenêtres ; 3 dans le fond.

Dans la *salle de 1re année :* rapport 1 à 6. Éclairement 12 à 6 bougies, selon les places.

Enfin, dans la *salle de physique et de chimie*, rapport 1 à 6. Moyenne, 6 bougies.

En résumé, les écoles de la ville de Montpellier, primaires et normales, sont toutes insuffisamment éclairées. La proportion défectueuse est d'environ 75 p. 100, ce qui est à peu près celle de Blasius pour les 807 classes du duché de Brunswick et celle de quelques autres statistiques.

Nous devons à la vérité de dire que cette situation s'est améliorée depuis, car, sur nos indications, on a augmenté dans certaines écoles le nombre de becs de gaz et partout remplacé les becs à flamme libre par les becs à manchons incandescents.

§ 4. — Éclairage et myopie.

Nous avons vu que les auteurs considèrent le mauvais éclairage comme un facteur important de la myopie scolaire. Cohn trouve 16 p. 100 de myopie dans les salles mal éclairées et seulement 6 p. 100 dans les classes bien éclairées. E. Bertin-Sans avait même cherché à établir, dans certaines classes, un rapport entre la myopie des élèves et le faible éclairement de leurs places habituelles. Nous constatons les mêmes faits dans nos recherches personnelles, chez les filles comme chez les garçons.

ÉCOLES DE FILLES	VALEUR photométrique moyenne.	POURCENTAGE des myopes.
Boulevard Louis-Blanc	13,05	5,1
Rue Général-Riu	10,10	6,1
Boulevard des Arceaux	9,80	4,4
Rue Général-Maureilhan	9,52	7,7
— Voltaire	9,06	9,3
— du Grand-Saint-Jean	5,48	7,3
— Dom-Vaissette	5,10	7,7
— de l'Observance	5,02	8,9

ÉCOLES DE GARÇONS	VALEUR photométrique moyenne.	POURCENTAGE des myopes.
Rue Jeu-de-l'Arc	12	7
— Gendarmerie	10,26	7
— Bernard-de-Tréviers	9,57	7,3
— Voltaire	8,93	10,1
— des Soldats	8,53	10,8
— Faubourg-Boutonnet	6,26	6,4
— d'Aigrefeuille	5,42	9,3

Cette relation entre la myopie et l'éclairage paraît plus évidente encore si on groupe les écoles d'après l'éclairement qu'elles reçoivent.

Dans les classes qui possèdent un éclairement supérieur à 9 bougies, nous trouvons :

Chez les filles, 5,9 de myopes;
Chez les garçons, 7,1 de myopes.

Dans les classes à éclairement inférieur à 9 bougies, le chiffre des myopes est de :

Chez les filles, 8,3 ;
Chez les garçons, 7,4.

Ajoutons enfin que dans les écoles de Celleneuve (partie extra-urbaine de Montpellier), où les élèves, enfants de cultivateurs, vivent au grand air et travaillent dans des salles bien éclairées, les vices de réfraction, la myopie en particulier, sont beaucoup moins fréquents qu'en ville. Cela viendrait aussi à l'appui de l'assertion de Widmarck relative aux écoles rurales et à la vie en plein air. Cet auteur vient de confirmer ses précédentes recherches par le relevé comparatif de nombreux pourcentages scolaires et de démontrer, qu'une bonne hygiène générale et un meilleur éclairage diminuent rapidement la myopie scolaire (*Annales d'oculistique*, 1909, p. 410).

Année 1884 . . . . . . 52 p. 100.
— 1905 . . . . . . 18,7 —
— 1909 . . . . . . 18,9 —

III. — MOBILIER SCOLAIRE

Nous avons déjà exposé, dans notre première partie, les éléments essentiels du mobilier scolaire et les principes hygiéniques de leur construction. La plupart des pays les ont adoptés et recommandés; mais il y a loin de la théorie à la pratique.

Nous indiquerons ici les dispositions réglementaires dans les divers pays et l'état effectif de quelques écoles à Montpellier.

§ 1. — A l'Étranger.

WÜRTEMBERG. — Le règlement du 29 mai 1868 donne au banc une largeur égale au cinquième et une hauteur égale aux trois dixièmes de la longueur du corps.

Le pupitre doit posséder une inclinaison de 16 p. 100.

La différence est fixée pour les garçons à 1/6 de la taille; pour les filles à 1/2 ou 1 pouce en plus. La distance doit être négative.

La table aura un appui-pieds et le banc un dossier faisant avec le siège un angle de 100°.

Les tables-bancs seront à deux places. Six types sont prévus.

Ce règlement fait le plus grand honneur au Würtemberg qui, le premier, adopta et prescrivit les réformes proposées par les hygiénistes. Ce mérite lui fut d'ailleurs reconnu officiellement par le « Rapport sur l'instruction primaire à l'Exposition de Vienne ».

Haut-Palatinat. — En 1871, on construit des modèles de mobilier de 3 tailles différentes.

Saxe. — Le règlement du 3 avril 1873 contient un tableau des dimensions respectives calculées sur six tailles différentes et pour chaque partie du mobilier.

Il admet trois systèmes :

1° Table-banc, à deux places;

2° Banc fixe, table mobile à quatre places;

3° Banc remplacé par une chaise.

En outre, appui-pieds et dossier.

Les tables-bancs fixes seront à distance nulle et les tables modèles à distance négative.

	Différence.	Hauteur du banc.	Largeur du banc.	Hauteur du pupitre.
I.	— 17,5	33	23	56
II.	— 20	36	25	61,5
III.	— 22,5	39	27	67
IV.	— 25	42	29	72,5
V.	— 26	45	31	76,5
VI.	— 27,5	48	33	81

Prusse. — Régence de Düsseldorf (1874).

La table et le banc doivent être unis, avec place d'au moins 50 à 60 centimètres réservée à chaque élève. On recommande le système de Kunze.

Angleterre. — Règlement d'août 1883.

Pupitres-bancs gradués selon l'âge des enfants. Dans chaque classe, au moins quatre groupes de tailles différentes. Tablette inclinée.

Autriche. — Ordonnances provinciales.

La loi du 23 janvier 1870 indique seulement que les bancs d'école doivent être en rapport avec l'âge et la taille des enfants de chaque classe.

Belgique. — Arrêté ministériel du 27 novembre 1874.

Banc-pupitre à deux places avec dossier, approprié autant que possible à la taille des élèves. Longueur des bancs, un mètre.

Hollande. — Arrêté royal du 4 mai 1883.

Les bancs d'école auront un appui pour les reins et seront à deux places.

Italie. — Le règlement du 15 septembre 1860 et ne prescrit rien de relatif au mobilier.

Suède. — La publication officielle de 1856 et sa deuxième édition de 1878, « Plans normaux pour les maisons d'École », recommande le modèle de Sandberg à une ou deux places, la tablette mobile ou les planchettes à charnières, l'appui-pieds composé de deux planches pouvant s'appliquer l'une sur l'autre.

Suisse. — Les mobiliers varient avec les cantons.

Le règlement du 26 juin 1861 pour le canton de Zurich préconise le dossier et la distance positive.

Dans les autres cantons, on a adopté les systèmes Fahrner et Guillaume. La ville de Bâle donne à ses tables six grandeurs et les munit d'un appui-pieds à hauteur variable.

États-Unis. — Chaque État réglemente la construction et la répartition de son mobilier.

Les dispositions générales paraissent d'ordinaire excellentes.

§ 2. — En France.

France. — Les lois scolaires et les instructions ministérielles contiennent toutes des indications relatives au mobilier scolaire, mais sans caractère impératif. Nous nous bornerons à citer l'instruction la plus récente, celle du 18 janvier 1887, sur les écoles maternelles et les écoles primaires élémentaires :

Art. 28. — Le mobilier des salles d'exercices comprend des tables d'une hauteur, au-dessus du sol, de $0^{m},42$ pour la section des petits, de $0^{m},45$ pour celle des grands.

Elles auront de préférence, surtout pour la section des petits, la forme ovale, soit $1^{m},30$ sur $0^{m},90$, et recevront un groupe de huit enfants, à $0^{m},45$ par place.

Chaque enfant aura sa petite chaise, dont le siège

sera élevé de $0^m,22$ pour les petits, de $0^m,25$ pour les grands.

Art. 29. — Si l'on emploie les tables scolaires à deux places et à bancs fixes avec dossier, les dimensions sont ainsi déterminées pour les deux sections :

Hauteur au-dessus du sol, $0^m,42$ et $0^m,45$;

Largeur, 0^m40 ;

Longueur, $0^m,90$;

Hauteur du siège, $0^m,22$ et $0^m,25$;

Distance entre le siège et les tables, $0^m,05$.

Le dessus sera horizontal, si un système simple et économique ne permet pas de l'incliner au besoin pour quelques-uns des exercices des plus grands.

Le dossier du banc est formé par une traverse droite de 8 centimètres de large ; la hauteur de la partie supérieure du dossier au-dessus du siège est de $0^m,18$ et $0^m,19$.

Le banc a $0^m,20$ de large.

Art. 30. — Quelle que soit la forme de tables adoptée, leur disposition dans la salle devra permettre la facile exécution des mouvements et des évolutions.

Le long des murs, les passages auront au moins $0^m,80$.

Art. 48. — Les tables-bancs seront à une ou deux places, mais de préférence à une place.

Quatre types seront établis pour les écoles des communes dans lesquelles il n'existe pas d'école maternelle (écoles à classe unique) ;

Le type I, pour les enfants dont la taille varie de 1 mètre à $1^m,10$;

Le type II, pour ceux de $1^m,11$ à $1^m,20$;

Le type III, pour ceux de $1^m,21$ à $1^m,35$;

Le type IV, pour ceux de $1^m,36$ à $1^m,50$;

Trois types seulement, les types II, III et IV seront adoptés dans les écoles qui ne reçoivent les enfants qu'à 6 ans, c'est-à-dire au sortir de l'école maternelle (écoles à plusieurs classes).

Un cinquième type pourra être établi pour les enfants dont la taille excéderait $1^m,50$.

On inscrira sur chaque table-banc le numéro du type auquel elle appartient, avec indication de la taille correspondante. *Exemple :* III, $1^m,21$ à $1^m,35$.

Les instituteurs devront mesurer leurs élèves, une fois par an, à l'époque de la rentrée des classes.

La tablette à écrire aura au-dessus du plancher, mesures prises au bord de la table, les dimensions ci-dessous.

	TYPES				
	1re	2e	3e	4e	5e
Largeur au-dessus du sol	0^m44	0^m49	0^m55	0^m62	0^m70
Hauteur d'arrivée en avant	0,35	0,37	0,39	0,42	0,45
Longueur pour la table-banc à une seule place	0,55	0,55	0,60	0,60	0,60
Longueur pour place d'enfant, pour la table-banc à deux places	0,50	0,50	0,55	0,55	0,55
Soit pour les deux places	1,00	1,00	1,10	1,10	1,10

L'inclinaison variera de 15 à 18 degrés, sans être jamais inférieure à 15 degrés.

Le banc sera fixe, légèrement incliné en arrière et aura les dimensions ci-dessous :

	TYPES				
	1er	2e	3e	4e	5e
Hauteur au-dessus du sol, prise au milieu du banc.	0m27	0m30	0m34	0m39	0m45
Largeur d'avant en arrière	0,21	0,23	0,25	0,27	0,30
Longueur (banc à une place)	0,50	0,50	0,55	0,55	0,55
Longueur (banc à deux places)	0,45	0,45	0,50	0,50	0,50
Soit pour le banc double	0,90	0,90	1,00	1,00	1,00

Le dossier du banc à une seule place et du banc à deux places consistera en une traverse de 0m,10 de largeur dressée droite avec arêtes abattues ; il aura les dimensions suivantes :

	TYPES				
	1er	2e	3e	4e	5e
Hauteur de l'arête supérieure au-dessus du siège à	0m19	0m21	0m24	0m26	0m28
Longueur égale à celle du banc pour la table-banc à une seule place	0,50	0,50	0,55	0,55	0,55
Et pour la table-banc à deux places	0,90	0,90	1,00	1,00	1,00

Le banc et le dossier seront continus ; toutes les arêtes seront abattues.

La tablette à écrire peut être mobile ou fixe.

Suivant qu'on fera emploi de l'une ou de l'autre

les règles ci-dessous énoncées devront être observées :

Table-banc à Tablette mobile.

1° *Situation où la tablette est rapprochée de l'enfant.*

	TYPES				
	1er	2e	3e	4e	5e
La verticale tombant de l'arête de la tablette devra rencontrer le banc à une distance du bord antérieur de ce banc égale à	0m03	0m04	0m05	0m06	0m07
L'intervalle entre l'arête de la tablette et le dossier sera de.	0,18	0,18	0,19	0,22	0,26

2° *Situation où la tablette est éloignée de l'enfant.*

	TYPES				
	1er	2e	3e	4e	5e
Entre ladite verticale et le bord antérieur du banc, l'intervalle sera égal à	0m09	0m10	0m11	0m12	0m13

La tablette dite *à bascule*, formée de deux parties se repliant l'une sur l'autre au moyen de charnières, est interdite.

Table-banc à Tablette fixe.

La distance entre le banc et la tablette sera nulle, c'est-à-dire que la verticale tombant de l'arête de la table rencontrera le bord antérieur du banc.

Un casier pour les livres sera ménagé sous la table à écrire.

Un encrier mobile de verre ou de porcelaine à orifice étroit sera adapté à la table et placé à la droite de chaque élève.

Les traverses, barres d'attache, barres d'appui pour les pieds, reposant les unes et les autres sur le plancher, sont interdites.

Art. 49. — Il ne sera fait usage que du tableau ardoisé.

Art. 50. — Dans les classes de dessin, les tables seront simples, les élèves devant être placés sur une même ligne et recevoir le jour de gauche à droite.

Elles seront à deux places; elles auront $1^m,30$ de longueur, $0^m,65$ de largeur et $0^m,85$ de hauteur ($0^m,75$ seulement pour la taille inférieure). Elles seront horizontales, afin de pouvoir servir au dessin géométrique. Elles porteront au bord opposé à l'élève une tablette horizontale fixe et continue, d'une largeur de $0^m,12$ environ et d'une élévation au-dessus de la table de $0^m,07$.

Cette tablette est destinée à recevoir le matériel nécessaire au travail et permet à l'élève, suivant les besoins, d'incliner sa planche.

Au milieu de la tablette et sur le bord antérieur sera placée verticalement une planche de $0^m,30$ de largeur sur $0^m,48$ de hauteur, ayant en avant une saillie circulaire de $0^m,05$ de rayon. Cette planche servira de support au modèle graphique pour le dessin géométrique, ou au bas-relief pour le dessin d'art. Elle sera soutenue à sa partie supérieure par une tige en fer fixée aux extrémités de la table.

Pour le dessin à main levée, l'élève, assis sur un tabouret, posera l'une des extrémités du carton sur ses genoux, l'autre sur le bord de la table ; il se trouvera ainsi à une distance convenable de l'objet à reproduire, distance qu'on évalue approximativement à deux fois la plus grande dimension du modèle.

Les tables devront être fixées au sol. Les tabourets seront au contraire mobiles et de trois hauteurs différentes : $0^{m},35$, $0^{m},45$ pour le dessin d'art $0^{m},70$ pour le dessin géométrique.

§ 3. — A Montpellier.

I. — ÉCOLES COMMUNALES

Les recherches que nous avons faites sur le mobilier scolaire à Montpellier en démontrent les défectuosités. Il en est ainsi presque partout, parce qu'on ne saurait sacrifier en bloc les anciens mobiliers; mais l'attention administrative étant d'abord sollicitée à cet égard, on peut compter, pour l'avenir, sur de réelles améliorations.

Les tables ne sont pas toutes construites sur le même modèle; nous en avons trouvé trois types différents.

Type I. — 2 *places*. — Il se compose d'une table avec plan incliné de 15° et d'un siège à dossier renversé de 10°. Fixés sur un support en bois de 11 centimètres, ils ne peuvent être éloignés ou rapprochés l'un de l'autre. Sous la table se trouve un casier destiné à recevoir les livres et les cahiers.

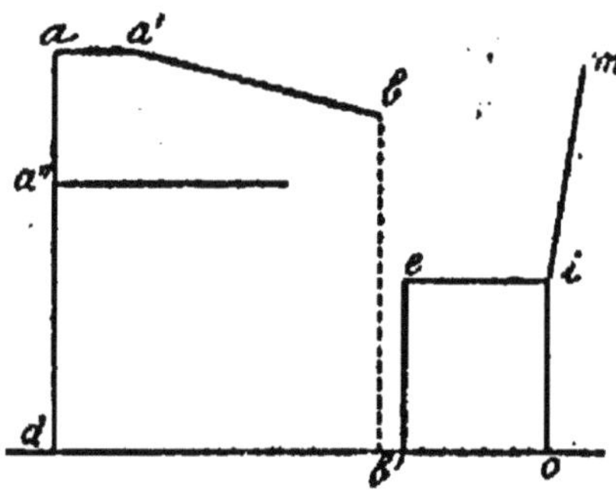

Fig. 26. — Table-banc, type I.

ad, hauteur de la table. — *a'b*, inclinaison du pupitre. — *bb'*, hauteur du pupitre. — *b'e*, hauteur du banc. — *ei*, largeur du banc. — *im*, inclinaison du dossier. — *b'* distance positive de la table au banc.

Table. — Largeur *ab* 0m,43; hauteur *ad* 0m,76, *bb'* 0m,68; hauteur du casier *aa'* 0m,21; Longueur 1m,14.

Banc. — Largeur *ei* 0m,30; hauteur *io* 0m,45; dossier, hauteur *mi* 0m,20, longueur 0m,07; longueur du banc 1 mètre.

Entre le bord postérieur de la table et le bord antérieur du banc, la distance est de 0 à 0m,04 centimètres. Cette variabilité est due au défaut de parallélisme entre la table et le banc. En moyenne la distance est positive de 0m,02.

Type II. — 3 *places*. — L'inclinaison de la table est de 9° seulement. Les trois sièges sont séparés et possèdent un dossier vertical, légèrement concave. L'ensemble repose sur un plancher de bois, surélevé de $0^m,13$. La distance entre la table et le siège est positive et de $0^m,01$ en moyenne.

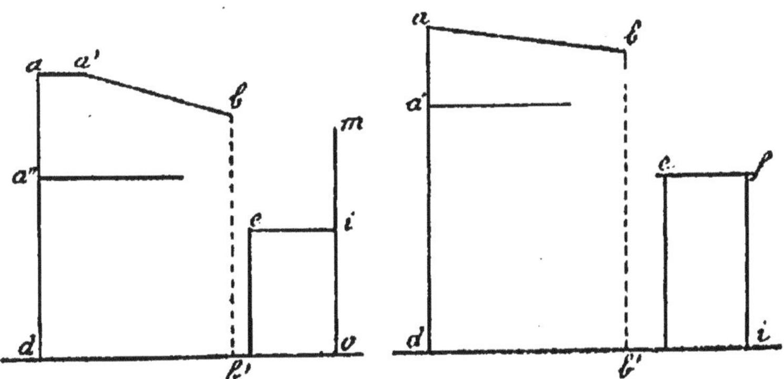

Fig. 27.
Table-banc, type II.

Fig. 28.
Table-banc, type III.

Fig. 27.
TABLE. — *a b* 0,30 ; *a d* $0^m,70$; *b b'* $0^m,65$; *a a* $0^m,20$; longueur $1^m,60$.
SIÈGE. — *e i* $0^m,30$; *i o* $0^m,34$; longueur $0^m,20$.
DOSSIER. — *m i* $0^m,30$; longueur $0^m,30$; entre les sièges $0^m,30$.

Fig. 28.
TABLE. — *a b'* $0^m,43$; *a d* $0^m,77$; *b b'* $0^m,74$; *a a* $0^m,24$.
SIÈGE. — *e f* $0^m,19$; *f i* $0^m,41$; pas de dossier.

TYPE III. — 9 à 13 *places.* — Il est constitué par une longue table, inclinée de 3° et un banc qui lui est uni par des traverses de $0^m,08$ de hauteur. Il est à 9 ou 13 places et possède alors des dimensions différentes. Nombreuses variétés.

RÉPARTITION DU MOBILIER DANS LES ÉCOLES

ÉCOLES	RÉPARTITION PAR CLASSES	HAUTEUR de la table.
École Louis-Blanc (filles).	1re classe 5 tables type I	0,76
	— 2 — —	0,68
	2e — 18 — —	0,76
	3e — 24 — —	0,69
	4e — 18 — —	0,69
	4e — 6 — —	0,72
	4e — 1 — —	0,77
	4e — 1 — —	0,70
	5e — 6 — — III (9 pl.)	0,76
École boul. Louis-Blanc (garçons)	1re classe 20 tables type I	0,83
	2e — 20 — —	0,77
	3e — 3 — — III	0,76
	3e — 1 — —	0,70
	4e — 3 — —	0,76
	4e — 1 — —	0,70
	5e — 4 — —	0,64
Rue des Écoles-Laïques (Ec. de filles)	1re classe 14 tables type I	0,86
	1re — 5 — —	0,78
	2e — 8 — —	0,77
	2e — 6 — —	0,87
	2e — 1 — — II	0,86
	3e — 11 — — I	0,69
	3e — 2 — —	0,89
	3e — 5 — —	0,76
	4e — 19 — —	0,69
	4e — 2 — —	0,89
	4e — 1 — — III	0,65
	5e — 9 — — I	0,77
	5e — 3 — —	0,64
	5e — 7 — —	0,69
	6e — 20 — —	0,58
	6e — 2 — —	0,68
École rue de l'Observance (filles)	1re classe 12 tables type I	0,79
	2e — 11 — —	0,73
	2e — 1 — — III	0,67
	3e — 1 — — I	0,73
	3e — 5 — — III	0,67

Répartition du mobilier dans les écoles (*suite*)

ÉCOLES	RÉPARTITION PAR CLASSES	HAUTEUR de la table.
École rue Aigrefeuille	1re classe 15 tables type I	0,87
	2e — 18 — —	0,76
	3e — 18 — —	0,83
	3e — 3 — —	0,76
	4e — 7 — — III	0,65
École rue Voltaire (garçons)	1re classe 17 tables type I	0,70
	2e — 20 — —	0,68
	3e — 22 — —	0,68
	4e — 31 — —	0,60
École Général-Riu (filles)	1re classe 12 tables type I	0,69
	2e — 11 — —	0,69
	2e — 5 — —	0,61
	3e — 7 — —	0,71
	3e — 10 — —	0,66
	3e — 3 — —	0,67
	4e — 11 — —	0,60
	4e — 9 — —	0,70
	5e — 2[illegible] — —	0,58
	6e — [illegible] — —	0,58
	6e — 7 — — III	0,60
École rue de la Gendarmerie (garçons)	1re classe 15 tables type I	0,70
	2e — 20 — —	0,68
	3e — 6 — — III	0,67
	4e — 7 — —	0,67
	5e — 7 — —	0,58
École rue des Soldats	1re classe 4 tables type III (13 pl.)	0,73
	2e — 4 — —	0,67
	3e — 4 — —	0,61
	4e — 4 — —	0,61
École rue Jeu-de-l'Arc (garçons). Dans cette école, les tables n'ont pas de marchepied.	1re classe 4 tables type III	0,74
	1re — 1 — —	0,69
	2e — 5 — —	0,69
	3e — 4 — —	0,75
	3e — 3 — —	0,69
	4e — 5 — —	0,70
	4e — 2 — —	0,68
	5e — 6 — —	0,66

RÉPARTITION DU MOBILIER DANS LES ÉCOLES (*suite*).

ÉCOLES	RÉPARTITION PAR CLASSES	HAUTEUR de la table.
École rue des Aiguerelles (garçons) . .	1re classe 1 table type I.	0,59
	1re — 18 — —	0,70
	2e — 16 — —	0,67
	3e — 5 — —	0,60
	3e — 13 — —	0,70
	3e — 2 — —	0,67
	4e — 20 — —	0,60
	5e — 24 — —	0,59
	6e — 22 — —	0,59
	7e — 24 — —	0,59
	8e — 14 — —	0,58
	8e — 1 — — III (13 pl.) . .	0,60
	8e — 1 — — (9 pl.) . . .	0,60
Rue Général-Maureilhan (Ec. de filles).	1re classe 3 tables type III (13 pl.) . .	0,67
	2e — 4 — — —	0,67
	3e — 1 — — —	0,67
	3e — 3 — — —	0,60
	4e — 1 — — I.	0,66
	4e — 4 — — III	0,56
Rue Grand-Saint-Jean (Ec. de filles).	1re classe 16 tables type I.	0,70
	2e — 17 — —	0,62
	2e — 5 — —	0,70
	3e — 6 — —	0,62
	3e — 22 — —	0,57
	4e — 31 — —	0,52
	4e — 1 — —	0,58
Rue Bernard-de-Tréviez (Ecole de garçons	1re classe 16 tables type I.	0,70
	2e — 19 — —	0,66
	2e — 1 — —	0,57
	3e — 13 — —	0,66
	3e — 8 — —	0,57
	4e — 6 — —	0,57
	4e — 4 — —	0,56
	4e — 12 — —	0,62
	5e — 3 — — III	0,67
	5e — 2 — —	0,58

RÉPARTITION DU MOBILIER DANS LES ÉCOLES (*suite*).

ÉCOLES	RÉPARTITION PAR CLASSES	HAUTEUR de la table.
Rue des Arceaux (Éc. de filles)	1re classe 15 tables type I.	0,70
	2e — 19 — —	0,65
	3e — 20 — —	0,61
	3e — 5 — —	0,57
	4e — 27 — —	0,57
Rue Dom-Vaissot (Éc. de filles)	1re classe 11 tables type I.	0,77
	1re — 5 — —	0,72
	2e — 11 — —	0,73
	2e — 9 — —	0,77
	3e — 12 — —	0,72
	3e — 9 — —	0,62
	4e — 11 — —	0,77
	4e — 5 — —	0,72

L'examen de ces documents nécessite quelques observations.

Dans une école de garçons, les tables, en dehors du type I, ne sont pas assez inclinées.

Le dossier, qui n'existe que dans les deux premiers types, est incliné dans le type I, droit dans le type II. Il n'est pas situé assez bas pour que le coude puisse s'y appuyer sans une élévation compensatrice de l'épaule. 36 mensurations, pratiquées sur des élèves pris au hasard, nous ont démontré qu'il dépasse de $0^{m},11$ en moyenne la hauteur du coude.

La répartition des modèles de tables est défectueuse. Dans la 3me classe, la différence de niveau entre la table et le banc est de 0m,29, alors que dans la 6me, où les élèves sont beaucoup plus petits elle est de 0m,33 ; dans une même classe sont parfois groupées des tables de dimensions très inégales. Enfin, les écoliers ne sont pas rangés sur les sièges d'après leur taille ou leur acuité visuelle, mais par rang de mérite, le premier étant au premier banc à la droite du maître, les autres à la suite.

Dans les diverses écoles, nous n'avons jamais trouvé de sièges à distance négative ou nulle ; celle-ci était toujours positive de 0m,01 à 0m,10.

Sous chaque table se trouve un casier de 0m,20 à 0m,24, ce qui diminue d'autant la place que doivent occuper en hauteur les jambes des enfants. Dans les premières classes, cet espace devient insuffisant pour quelques écoliers ; ils doivent, en effet, s'asseoir sur le bord du siège, perdant ainsi le bénéfice du dossier ou, joignant les genoux, écarter les pieds l'un de l'autre comme les cagneux.

II. — ÉCOLES NORMALES

A. — *Instituteurs.* — *Salle d'étude.* Les tables qui se trouvent dans cette salle sont d'un type différent de celles que nous avons étudiées jusqu'à présent. Elles sont à une place et dépourvues de siège attenant. L'élève s'assied sur une chaise ordinaire mobile qu'il peut rapprocher ou éloigner à volonté. Un petit casier immobile se trouve à la partie la plus élevée de la table. Les tables et les chaises contenues dans la salle d'étude ont toutes les mêmes dimensions.

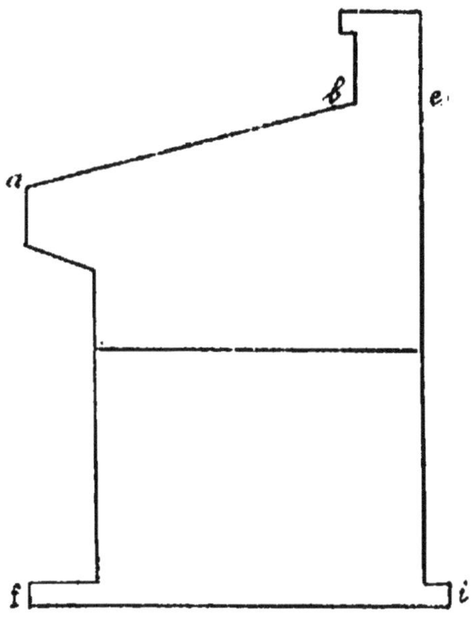

Fig. 29. — Table-bureau.

Table. Longueur, 0m,70; largeur (ab) 0m,39; petite hauteur (af) 0m,80 ; grande hauteur (ie) 0m,87.

Chaise. Hauteur du siège, 0m,46; largeur du siège, 0m,30 ; hauteur du dossier, 0m,39.

Première classe. — Le mobilier de cette salle comprend 7 tables à 3 places ayant les mêmes dimensions. Sur une coupe, elles ressemblent aux tables de la salle d'étude, mais elles s'en distinguent par trois caractères : pas de casier à la partie supérieure, siège immobile, dimensions différentes.

Largeur de la table, $0^m,47$; petite hauteur, $0^m,82$; grande hauteur, 1 mètre ; hauteur du siège, $0^m,55$; largeur, $0^m,35$; hauteur du dossier, $0^m,37$.

La distance qui sépare le bord antérieur du siège du bord postérieur de la table égale est nulle. Le siège a un dossier concave.

Deuxième classe. — Six tables à trois places de mêmes dimensions forment le mobilier de cette salle; il faut y ajouter une table à deux places qui est de même type que les six autres.

Voici les dimensions de la table et du siège : longueur de la table, $0^m,50$; petite hauteur $0^m,82$; grande hauteur, 1 mètre ; hauteur du siège $0^m,54$; largeur du siège, $0^m,35$; hauteur du dossier $0^m,38$.

Le siège, comme pour les tables de la première classe, est fixé à la table et la distance verticale qui sépare le bord antérieur du siège du bord postérieur de la table égale 0.

Amphithéâtre. — Cette salle est réservée aux cours de physique et de chimie. Le mobilier comprend une série de bancs disposés en gradins. Il y a huit rangées de bancs qui ont 10 places. Il n'existe pas de tables, mais la partie supérieure du dossier de chaque banc est munie d'une petite planchette de $0^m,15$ de largeur, qui permet aux élèves de la rangée de derrière de s'appuyer pour écrire.

Hauteur du siège, 0m,46;
Largeur du siège, 0m,30;
Hauteur du dossier, 0m,49;

B. — *Institutrices.* — Le mobilier est identique dans les salles de première, de deuxième et de troisième année.

Voici ses dimensions :

Grande hauteur de la table.	0m,80
Petite hauteur de la table.	0m,82
Largeur de la table	0m,44
Hauteur de la chaise	0m,47
Largeur de la chaise.	0m,31
Hauteur du dossier.	0m,38

Pour apprécier pleinement la valeur de ces diverses mensurations sur le mobilier scolaire, il faut aussi connaître la taille des élèves et voir comment ils s'adaptent ou peuvent s'adapter à ce mobilier.

Nous avons donc mesuré à la toise un millier d'enfants, garçons et filles, élèves-instituteurs et élèves-institutrices, puis nous avons recherché les rapports de leur taille individuelle à la hauteur de la table ainsi qu'à la hauteur et à la largeur du siège.

Nous avons ainsi constaté des rapports satisfaisants un certain nombre de fois.

Ecole faubourg Boutonnet, 180 élèves :

Hauteur de la table, 31 fois.
Hauteur du banc, 28 fois.
Largeur du banc, 21 fois.

Ecole rue de la Valfère, 129 élèves :

Hauteur de la table, 18 fois.
Hauteur du banc, 33 fois.
Largeur du banc, 12 fois.

Ecole supérieure de garçons, 192 élèves :

Hauteur de la table, 9 fois.
Hauteur du banc, 48 fois.
Largeur du banc, 7 fois.

Ecole supérieure de filles, 138 élèves :

Hauteur de la table, 18 fois.
Hauteur du banc, 7 fois.
Largeur du banc, 14 fois.

Ecole maternelle, 32 élèves :

Hauteur de la table, 7 fois.
Hauteur du banc, 4 fois.
Largeur du banc, 7 fois.

Ces constatations ne sont guère favorables, d'autant plus que si la table ou le banc étaient parfois de hauteur convenable, jamais ils ne l'étaient simultanément pour le même élève.

En général, les tables sont trop hautes, sans dossier ; leur marche-pied est usé.

Les enfants mal placés ont nécessairement une tenue défectueuse ; une épaule est plus haute que l'autre et la colonne vertébrale reste déviée ; le tronc et la tête sont inclinés et les deux yeux, à une distance différente du livre ou du cahier. Ajoutons enfin que, faute de place, les écoliers se trouvent d'ordinaire trop serrés.

Nous avons photographié des enfants de l'école de Boutonnet en position habituelle de travail puis en position rectifiée. On pourra ainsi apprécier directement les avantages et les inconvénients de la bonne et de la mauvaise tenue scolaire.

IV. — FOURNITURES SCOLAIRES

Le matériel scolaire, en dehors du mobilier, comprend les tableaux, les ardoises, les cartes et les livres. Ces fournitures ont une certaine importance visuelle ; les livres surtout, selon leur composition, jouent un grand rôle dans la vision de l'écolier et dans les divers troubles éventuels.

Tableaux. — Les tableaux sont constitués par des planches de bois noirci, réunies dans un cadre. Il arrive que les planches ne sont pas exactement

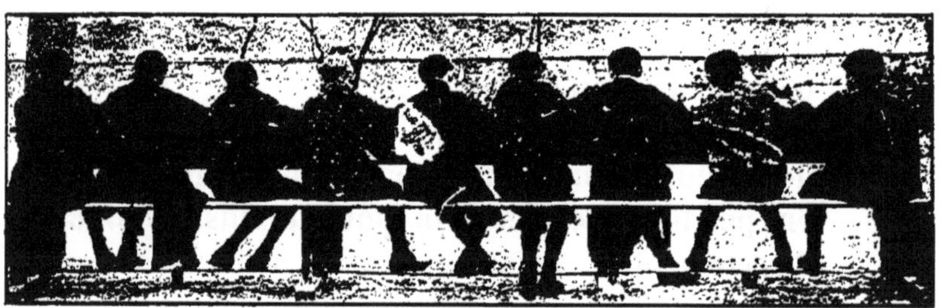

Fig. 30. — Positions incorrectes.

Fig. 31. — Positions correctes.

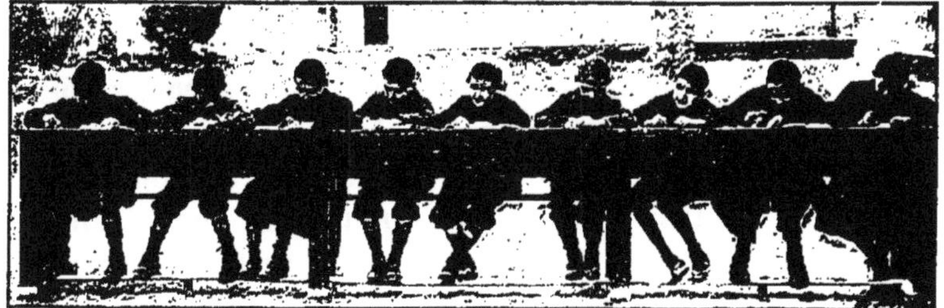

Fig. 32. — Positions incorrectes.

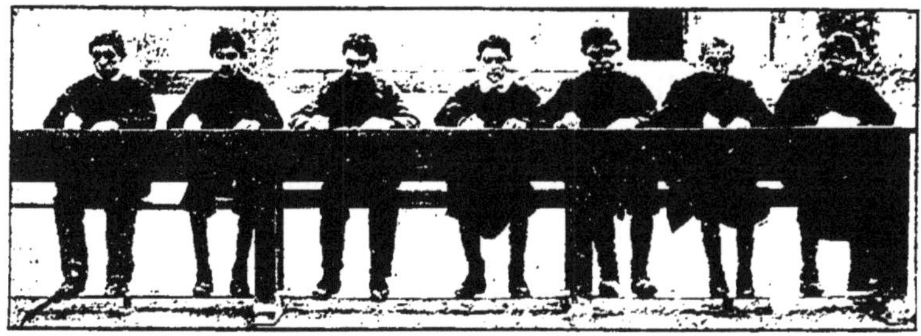

Fig. 33. — Positions correctes.

contiguës et laissent entre elles de larges interstices.

On emploie parfois à tort l'ardoise factice en carton noirci et un crayon blanc grisâtre, dont les traits indistincts forcent l'accommodation et fatiguent inutilement la vision. Il faudrait toujours préférer des tableaux en ardoise et de la craie très blanche ; en tout cas, on doit faire repeindre fréquemment le tableau noir ordinaire.

Cartes. — Ce sont de grandes cartes murales diversement colorées, à caractères gras sur toile vernie. On doit les placer sous un bon éclairage, ni trop haut, ce qui diminuerait leur visibilité, ni trop bas, ce qui empêcherait certains élèves de les voir entièrement. Ces cartes sont généralement bien imprimées, pas trop chargées, de teinte claire, en somme très avantageuses.

Les cartes géographiques, dans les atlas, laissent d'ordinaire beaucoup à désirer parce qu'elles sont trop teintées, à caractères enchevêtrés et à teintes trop foncées. On gagnerait parfois à les simplifier.

Livres. — Les livres en usage dans les écoles varient avec les classes. Leur papier trop mince se fripe facilement et laisse transparaître au recto les caractères du verso, les gravures surtout, au grand détriment de leur lisibilité. L'impression laisse beaucoup à désirer. Nous avons déjà dit que la grosseur du caractère « neuf points » était un minimum, que la longueur des lignes ne devait pas excéder 8 à 10 centimètres et que les interlignages devaient être très espacés.

Il n'en est pas toujours ainsi ; il semble même que, sous prétexte d'économie, on s'applique au lycée ou à l'école primaire à braver les principes les plus recommandables de l'hygiène oculaire.

Il serait facile de citer des exemples. Nous nous contenterons ici de rapporter les résultats de quelques examens pratiqués dans les écoles primaires (pages 188 à 193). En les comparant aux conditions préconisées, on pourra en apprécier les avantages et les inconvénients.

Si l'on apprécie l'ensemble de la composition des ouvrages examinés, on constate que la longueur des lignes oscille de 8 à 10 centimètres, ce qui est bien, et que les caractères varient de 12 à 9 et à 6 points, ce qui n'est pas mal ; par contre, les interlignes sont trop réduits.

On devrait proscrire tout livre à notes excessives et à caractères au-dessous de 9 points.

Ne faudrait-il pas enfin éviter de fatiguer les enfants par la lecture de manuscrits en leur dictant des cours entiers, géographie, histoire, morale, etc., qui pourraient être et qui sont d'ordinaire soigneusement imprimés ? Ces dictées constituent non seulement une perte de temps pour l'école, mais encore une véritable fatigue visuelle pour l'écolier. Il vaut mieux, en classe ou au cours, écouter que d'écrire ; quelques notes rapides devraient toujours suffire.

IMPRESSION DES LIVRES. — GARÇONS

CLASSES	DÉSIGNATION de l'ouvrage.	PARTIES constitutives du livre.	CARACTÈRES typographiques.	LONGUEUR des lignes.	NOMBRE de lettres à la ligne.	VALEUR des interlignes.	PROPORTIONNALITÉ dans la totalité de l'ouvrage des caractères typographiques.
				cm.		mm.	
Première classe.	3e année de grammaire. Larive et Fleury, 1904.	Texte	9 points	8	57	3	7/10
		Remarques	7 —	8	66	1,1/2	2/10
		Exercices	6 —	8	75	1	1/10
	2e année d'histoire de France. E. Lavisse, 1903.	Texte	9 —	7,3/4	60	3	3/4
		Récits, questions, rédaction.	7 —	8,1/4	68	1,1/2	1/8
		Légendes des gravures en noir.	6 —	4	40	1	1/8
	2e année d'arithmétique. P. Leyssenne, 1902	Texte	9 —	8	53	3	4/10
		Exemples	7 —	8	66	1,1/2	4/10
		Exercices	6 —	8	76	1	2/10
	2e année d'enseignement. P. Bert, 1901	Texte	9 —	8	58	3	8/10
		Résumés, exercices.	7 —	8	66	1,1/2	1/10
		Notes, légendes	6 —	2 à 5	20 à 50	1	1/10
	Notions de géographie, Melfort, 1re édition	Texte	8 —	variab.	variab.	variab.	»
		Sommaires	9 —				»
		Questionnaires	7 —				»
Deuxième classe.	Grammaire lexicologique. P. Larousse. Nouvelle édition	Textes	11 —	8	52	1,1/2	1/4
		Exercices	9 —	8	60	1,1/2	2/4
		Remarques, citations, etc.	7 —	8	63	1	1/4
	1re année d'enseignement. P. Bert, 1901	Texte	9 —	8	58	2	5/10
		Lectures	7 —	8	63	1,1/2	3/10
		Légendes des gravures.	6 —	variab.	variab.	1	2/10
Deux. cl. (suite).	Atlas, cours moyen. Drouard et Mannevy, 31e édition	Texte	9 points	variab.	variab.	3	»
		Devoirs	7 —	»	»	2	»
		Gravures en noir	»	»	»	»	»
Troisième classe.	Le tour de France. Bruno, 1903	Texte	9 —	8,5	62	2	9/10
		Texte	7 —	8,7	67	1,1/2	
		Gravures avec légendes.	6 —	variab.	variab.	»	1/10
	1re année d'arithmétique. P. Leyssenne, 1901	Texte	11 —	variab.	variab.	2,1/2	7/10
		Texte	9 —	variab.	variab.	1,1/2	
		Exercices	8 —	variab.	variab.	1,1/2	3/10
	Petite grammaire. Larousse, 99e édition.	Texte	11 —	8	52	3	5/10
		Exercices	9 —	8	58	2	5/10
	1re année d'histoire de France. Lavisse, 61e édition	Texte	9 et 11	8,2	variab.	2 à 3	4/10
		Lectures	8 —	8,2	variab.	1,1/2	3/10
		Récits, légendes	7 et 6	8,3	variab.	1	2/10-1/10
	Atlas, cours élémentaire. Drouard et Mannevy, 31e édition	Texte	12 —	7,1/2	40	3	6/10
		Devoirs	7 —	7,1/2	60	1,1/2	1/10
		Cartes et gravures	»	»	»	»	3/10
Quatrième classe.	Année préparatoire d'arithmétique. Leyssenne, 30e édition	Texte	12 —	8 maxim.	»	3	5/10
		Exercices	8 —	variab.	»	1	5/10
	1re année de grammaire. Larive et Fleury, 165e édition.	Texte	11 —	8	53	3	4/10
		Exercices	7 —	8	60	1	6/10
	Vocabulaire français. Carré, 14e édition	Texte en « française », etc.	24 —	11	variab.	7	9/10
		Leçons en « égyptiennes », etc.	9 —	11	»	5	1/10
Cinquième classe.	Année préparatoire d'histoire de France. Lavisse, 87e édition	Texte	11 et 9	8	52 et 58	3 et 2	9/10
		Légendes des gravures.	6 —	»	»	»	1/10
	Secondes lectures enfantines. Rocherolles, 47e édition	Texte	12 —	8	43	3	9/10
		Citations	11 —	8	52	2	
		Questions	6 —	8	80	1	1/10
Sixième classe.	Premières lectures enfantines. Rocherolles, 47e édition	Texte	14 —	8	34	4	5/10
		Texte	12 —	8	43	3	4/10
		Légendes des gravures.	6 —	8	78	1	1/10
	Méthode de lecture, 1er et 2e livret, par Minet et Martin.	Caractères antiques, égyptiennes, françaises, italiques de dimensions différentes. Dessins en noir sur blanc.					

IMPRESSION DES LIVRES. — FILLES

CLASSES	DÉSIGNATION de l'ouvrage.	PARTIES constitutives du livre.	CARACTÈRES typographiques.	LONGUEUR des lignes.	NOMBRE de lettres à la ligne.	VALEUR des interlignes.	PROPORTIONNALITÉ dans la totalité de l'ouvrage des caractères typographiques.
				cm.		mm.	
Première classe.	Grammaire du certificat d'études. Augé, 510e mille.	Texte	9 points	8,8	53	2	6/20
		Exemples	7 —	8,8	67	1,8	6/10
		Questionnaire	6 —	8	74	1,2	2/20
	Enseignement scientifique. Vincent et Huguet, 18e édition	Texte	8 —	8,6	62	2	4/10
		Exemples, démonstrations	7 —	8,5	66	1,5	6/10
	3e livre de lectures des jeunes filles. Juranville et Berger, 8e édition	Texte	11 —	8,7	55	2	19/20
		Notes	6 —	8,6	81	1	1/20
	2e livre d'histoire de France. Augé et Petit, 9e édition.	Texte	9 —	9,8	63	2	10/20
		Lectures	8 —	9,8	74	1	9/20
		Questionnaire. Notes.	6 —	9,8	101	1	1/20
	1re année de géographie. Foncin, 182e mille.	Texte	8 —	5,7	42	2	5/10
		Questionnaire	7 —	5,7	59	1,5	5/10
Deuxième classe.	1er livre d'histoire de France. Augé et Petit. 28e édition	Texte	8 —	9,7	62	2	4/10
		Lectures	7 —	9,7	76	1,1/2	5/10
		Questionnaire	6 —	9,7	99	1	1/10
	Enseignement scientifique. Vincent et Huguet, 16e éd	Texte	10 —	8	45	2,5	7/10
		Exercices	7 —	8	59	1,5	3/10
Deux. classe (suite).	2e livre de grammaire. Augé, 170e mille.	Texte	10 points	8	45	2,5	6/20
		Exercices	8 —	8	56	2	6/10
		Questionnaire	6 —	8	72	1	2/20
	2e livre des petites filles. Juranville, 33e édition.	Texte	11 —	8,7	44	2,1/2	9/10
		Citations	8 —	8,7	63	1,1/2	1/10
Troisième classe.	Année préparatoire de géographie. Foncin, 128e édition	Texte	9 —	5,3	40	1,1/2	6/10
		Cartes	variab.				3/10
		Questionnaires	6 points	5,3	54	1	1/10
		Devoirs	7 —	5,3	47	1,1/2	
	Cours élémentaire d'histoire de France. Augé et Petit, 19e édition	Texte	11 —	9,8	49	2	6/10
		Récits	8 —	9,8	63	1,1/2	3/10
		Résumé	7 —	4,3	35	1,1/2	1/10
	Lectures pratiques. Jost et Humbert, 18e édition	Texte	12 —	10	62	3	9/10
		Exercices	17 —	10	79	1,1/2	1/10
	Arithmétique. Auvert, 20e édition	Texte	9 —	3,2	48	1,1/2	4/10
		Exercices	8 —	8,2	58	1,1/2	6/10
	Grammaire enfantine. Augé, 1 million 510e mille.	Texte	9 et 11	8,6	51 et 43	2	6/10
		Exercices	8 —	variab.	variab.	1,1/2	4/10
Quatrième classe.	Année préparatoire de grammaire. Larive et Fleury, 90e édition	Texte	12 —	8,2	49	3	7/10
		Exercices	8 —	8,2	58	2	3/10
	Année préparatoire d'arithmétique. Leyssenne, 45e édition	Texte	11 —	8,3	41	3	3/10
		Problèmes	8 —	8,3	59	1,1/2	7/10
	Premier degré de lectures courantes. Cuissart, 95e édition	Texte	14 —	8,5	33	5	4/10
		Texte	12 —	8,5	51	3	4/10
		Questionnaire	6 —	8,5	80	1	2/10

DÉSIGNATION DE L'OUVRAGE	FORMAT	LONGUEUR des lignes	INTERLIGNE des lettres	CARACTÈRES typographiques		Nombre de lettres à la ligne	PROPORTION
					points		
Traité arithmétique de Lesenne (1re édition).	In-16	8,50	3	Texte...... Remarques.	[illegible] 7	34 64	7/10 3/10
Cours normal de géographie de M. Dubois (2e édition).	in-16	8,50	2	Texte...... Remarques.	9 7	56 70	8/10 2/10
Histoire naturelle élémentaire de Aubert (1re édition).	In-24	9,50	2	Texte...... Remarques. Notes......	9 7 6	64 72 80	6/10 4/10 1/10
Histoire du XIXe siècle E. Driault et Monod (1re édition).	In-16	8,50	2	Texte...... Remarques.	9 7	51 68	8/10 2/10
Grammaire franç. par Brachet et Dussouchet (11e édition).	In-16	9	1,50	Texte...... Remarques.	9 7	64 68	7/10 3/10
Traité chimie de Draincourt (1re édition).	In-16	8,50	3	Texte...... Sommaires.	9 7	58 65	7/10 3/10
Les auteurs français de Vial (1re édition).	In-32	7	2	Texte...... Notes...... Notes......	8 7 6	57 74 80	6/10 4/10 1/10

DÉSIGNATION DE L'OUVRAGE	CARACTÈRES typographiques	Longueur des lignes	Nombre des lettres à la ligne	Valeur des interlignes	Proportionnalité
Histoire naturelle Henri Fabre	9 points	8,5	58	2 m/m	»
Psychologie et Morale de Paul Janet	Texte..... 9 Notes..... 7 Sommaire 6	8,5	59 68 77	2 1,5 2,5	6/10 2/10 2/10
Grammaire anglaise Sviet-Elwall	9 points	8,2	55	1,5	»
Géométrie élément. H. Bos	Texte..... 9 Notes..... 7	8,5	55 62	2,5 2	8/10 2/10
Anatomie et Physiologie G. Bonnier	Texte..... 8 Notes..... 7	8,3	57 65	2,5 2	8/10 2/10
L'Honnête-Homme J. Steeg	Texte..... 9 Notes..... 8	8	57 62	2 2	6/10 4/10
Théâtre de Racine Lanson	Texte..... 9 Notes..... 7	8 6	54	2	7/10 3/10
Cours de géographie G. Schrœder	7 points	8,5	66	1,5	»
Leçons de chimie Poiré	8 points	8,5	65	2	»
Morceaux choisis de Brachet	Texte..... 6 Notes..... 8	8,5	72 54	1 2	8/10 2/10
Hygiène Thoinot	8	8,5	57	2	»
Dictionnaire de Elwall	5	8	80	1	»
Histoire Amann et Coutant	Texte..... 9 Notes..... 8	8,5	55 66	2 1,5	1/10 2/10
Atlas Vidal Lablache	Les caractères les plus petits sont de 4 points.				

CHAPITRE III

MÉTHODES ET PROGRAMMES

§ 1. — Écriture.

L'écriture et la table-banc, en hygiène oculaire, sont intimement liées : un enfant mal assis ne peut pas bien écrire et réciproquement une mauvaise écriture est contraire à la bonne tenue. « Si les mauvaises positions sont nuisibles à la santé, il est également vrai que les mauvaises écritures sont pernicieuses pour la vue (Coulon, discours, 1867) ».

« Le bon éclairage, la bonne position des bancs, les admonestations perpétuelles des maîtres, ne suffisent pas à empêcher les enfants de se tenir de travers et de se pencher en avant quand ils écrivent l'anglaise, tandis qu'une bonne attitude se concilie plus aisément avec le tracé d'une écriture droite. » (Gariel. Rapport à la Commission d'hygiène, 1884.) La vieille écriture française, l'écriture droite, malgré tout, ne devait pas être maintenue. Les nécessités de la vie moderne et la diffusion de l'instruction l'ont fait abandonner au profit de la cursive, plus rapide.

Les écritures larges, arrondies, de peu de pente, sont dites « françaises », car elles se rapprochent de l'ancienne bâtarde.

Les formes dites anglaise, américaine, anglo-américaine, anglo-française, expéditive, spencérienne, etc., ne sont que des variétés de cursive.

Les cursives sont les plus nombreuses et à inclinaisons variables. On cite, parmi les plus connues, celles des Werdet, Clerget, Taiclet, Régnier, Taupier, Colombel, du frère Victorin et des Maristes.

En *Allemagne*, on employait surtout la méthode Nedelin.

C'est alors que, devant l'augmentation rapide du nombre des myopes, les hygiénistes incriminent l'écriture penchée et lui font une guerre sans merci. N'accusait-on pas l'écriture droite de donner des crampes, et Risley ne disait-il pas qu'il se souciait peu du mode d'écriture si les yeux étaient maintenus à égale distance du papier?

Tous s'accordent cependant pour condamner l'illisibilité de l'écriture au crayon. Horner a établi que les caractères écrits à l'encre étaient visibles à 1m,20 et les caractères au crayon à 0m,90 seulement.

Plus tard, Berlin démontre que les enfants tendent à orienter perpendiculairement, par rapport aux traits pleins de l'écriture, la ligne droite qui joint le centre des deux yeux. Il en résulte une inclinaison de la tête et une position asymétrique de la nuque, du dos, du bassin et des jambes. L'œil gauche est plus rapproché du papier que le droit et devient plus vite myope (Sulzer).

C'est d'ailleurs, en Allemagne, que les critiques les plus acerbes ont été formulées contre l'écriture oblique. L'illisibilité du caractère gothique, grand facteur de cette myopie d'outre-Rhin que Sœnneckan et Williams appelaient un péril national, a ému les pouvoirs publics.

En 1904, l'écriture droite devient obligatoire dans les écoles communales de Karlsruhe. Dans le reste du duché de Bade, on emploie les modèles de Keller, inclinés seulement de 75°.

Dans toute l'Allemagne d'ailleurs, le caractère gothique tend actuellement à être remplacé par le caractère latin.

En *Angleterre*, Jacson publie une méthode d'écriture droite (1886).

En *Amérique*, l'écriture droite est d'un emploi fréquent. A Boston, dans les écoles élémentaires, le dessin, d'après la méthode de Walter Smith, est basé sur l'étude des formes géométriques entrant dans la composition des lettres.

En *France* (1879), Dally attire l'attention de la Société de Médecine publique sur l'influence exercée par l'écriture dans l'attitude des enfants. Thorens, rapporteur de la question, se déclare partisan de l'écriture droite, au moins pour les débutants.

En 1881, Gariel conclut dans le même sens et considère l'écriture droite comme le meilleur préservatif de la myopie. Vers la même époque,

Flament édite des cahiers où l'écriture française est mélangée à la bâtarde et à la coulée. La pente de l'écriture est diminuée.

Enfin, par arrêté du ministre de l'Instruction publique (1893), l'écriture droite est acceptée aux examens du certificat d'études et du brevet de capacité.

L'écriture droite doit être enseignée à l'école normale primaire de la Seine et dans les écoles du XVme arrondissement.

Diverses maisons éditent des cahiers d'écriture droite, et une ligue, ayant à sa tête Lavisse, Javal et Buisson, se constitue pour la propagation de l'écriture droite.

Si l'on tient compte exclusivement de la tenue, l'écriture droite serait préférable à l'écriture inclinée. La formule dite de George Sand (écriture droite sur papier droit, corps droit) reste recommandable. Mais si l'on considère en outre la rapidité de l'écriture, l'écriture inclinée est vraiment plus cursive. Il est donc juste de tenir exactement compte de cette double condition.

En pratique, chez l'enfant, il faut recommander l'écriture droite à caractères arrondis ; chez l'adolescent et l'adulte, l'écriture penchée ou cursive, plus expéditive, devra être préférée. On pourra d'ailleurs associer les avantages respectifs de la bonne tenue droite et de la rapidité cursive en écrivant le corps droit et le papier très légèrement incliné à gauche (15° à 20°).

§ 2. — Programmes.

Zehender et Chalybœns ont proposé de donner aux élèves des basses classes, entre chaque leçon d'une heure, un quart d'heure de repos. Roth est même d'avis d'étendre cette mesure aux classes supérieures.

Risley, partisan de la suppression des examens terminaux et périodiques, veut les remplacer par des interrogations inopinées. Il pense ainsi éviter la période de surmenage qui précède la date des examens.

Houzé de l'Aulnoit enfin proteste contre la longueur des études, et la rigueur des programmes correspondants.

Horaires de Montpellier. — 1° *Ecoles primaires.*

Matin : entrée, 8 heures puis de :

8 h. à 9 h. 3/4.	Classe.
9 h. 3/4 à 10 h.......	Récréation.
10 h. à 11 h.......	Classe.
11 h. à 11 h. 1/2.	Etude.

Soir : entrée, 1 h. 1/2 puis de :

1 h. 1/2 à 2 3/4 ou 3	Classe.
2 h. 3/4 à 3 h.........	Récréation.
3 h. à 4 h. 1/2...	Classe.
4 h. 1/2 à 5 h.........	Récréation.
5 h. à 5 h. 1/2...	Etude.

Soit 6 heures de classe, 1 heure d'étude et 1 heure de récréation.

Chez les filles, un quart d'heure de travail en moins et sortie du soir à 5 h. 1/4 ; en outre, le jeudi matin, de 8 h. 1/2 à 11 heures, couture pour la première classe seulement.

Pour tous, congé le jeudi et le dimanche.

Ce programme paraît bien conçu à tous égards. Peut-être une récrétion de demi-heure au lieu d'un quart d'heure serait-elle utile après la première classe du matin et du soir.

2° *Ecole normale d'instituteurs.*

Lever, 5 heures puis de :

5 h. 1/2 à 7 h.......	Etude.
7 h. à 8 h.......	Petit déjeuner.
8 h. à 10 h.......	Classe.
10 h. à 10 h. 1/2.	Récréation.
10 h. 1/2 à 12 h.......	Etude ou classe.
12 h. à 1 h. 1/2.	Déjeuner et récréat.
1 h. 1/2 à 4 h. 1/2.	Classe.
4 h. 1/2 à 5 h.......	Récréation.
5 h. à 8 h......	Études.

A 9 heures, coucher.

Total : 11 heures d'études ou de classes, 8 h. 1/2 de sommeil, 4 h. 1/2 de repos et de récréations.

Ce programme est un peu chargé. Le lever à 5 h. 1/2 au lieu de 5 heures, le déjeuner et récréation de 12 heures à 2 heures au lieu de 1 h. 1/2 vaudraient peut-être mieux. A l'âge des élèves-instituteurs, 10 heures de travail intellectuel intensif semblent très suffisantes.

3° *Ecole normale d'institutrices.*

Lever : 6 h. 1/4 puis de :

8 h.	à 12 h.......	Classe et étude.
12 h.	à 1 h. 1/2.	Déjeuner et récréat.
1 h. 1/2	à 4 h. 1/2.	Classe ou étude.
4 h. 1/2	à 5 h.......	Récréation.
5 h.	à 7 h. 1/2.	Etude.

A 8 h. 1/2, coucher.

Total : 9 h. 1/2 de travail, 9 h. 3/4 de sommeil, 4 heures de repos ou de récréation.

Ce programme paraît excellent à tous égards.

TROISIÈME PARTIE

INSPECTION OCULAIRE DES ÉCOLES

L'idée de l'inspection oculaire des écoles remonte sans doute aux premiers travaux d'hygiène oculaire; mais elle ne fut sérieusement envisagée qu'à la suite des travaux de Cohn ; encore, à cette époque, ne parut-elle pas réellement pratique. « Depuis quarante ans, nous écrivait Cohn peu de temps avant sa mort, je réclame l'organisation que vous venez de créer et l'on me traite d'utopiste. Je suis heureux que vous en ayez démontré la réalisation et j'espère que ce que vous faites à Montpellier pourra se faire bientôt dans toute l'Allemagne. »

Les recherches sur la myopie scolaire, les discussions des sociétés scientifiques, les préoccupations générales d'hygiène sociale ont également contribué à retenir l'attention des pouvoirs publics sur la surveillance de l'hygiène scolaire.

Enfin, la lutte contre la cécité oblige à des mesures de protection incessante des yeux et de la vision.

Dès 1872, en Angleterre, 1873 à Bruxelles, 1876 à Paris, 1880 à Lyon, 1885 à Bordeaux, etc., s'organisent des services d'hygiène scolaire. En 1879, à Paris, et depuis en province, quelques lycées sont même pourvus d'oculistes consultants ; mais l'inspection scolaire n'existe que de nom (Lyon, 1885) et l'inspection oculaire reste encore à établir. Il faut arriver à ces toutes dernières années pour voir la première fonctionner et la seconde s'organiser véritablement.

Le professeur Motais, à Angers, pratique même l'inspection oculaire dès 1882. Le professeur Baudry, à Lille, en 1889, à l'occasion d'un rapport personnel, fut ensuite chargé, à titre gracieux, de l'organisation d'une inspection d'hygiène oculaire des écoles primaires municipales.

Mais c'est à Montpellier qu'a été véritablement instituée, *d'une façon méthodique et administrative*, l'inspection oculaire des écoles et des lycées ; c'est elle, en tout cas, qui paraît avoir depuis servi d'exemple dans notre pays.

Son origine d'ailleurs est relativement modeste.

Le professeur A. Imbert avait, à titre privé, poursuivi quelques études photométriques dans les écoles communales. L'organisation universitaire commune des travaux pratiques de physique et d'oculistique nous donna l'idée d'examiner ensemble régulièrement la réfraction des écoliers, et nous fîmes dans ce sens des ouvertures officielles au maire de Montpellier, M. Laissac, au préfet de l'Hérault, M. Christian, à l'inspecteur, M. Yon, et au recteur de l'Académie, M. Gérard. Nos ouvertures furent favorablement accueillies par ces administrateurs éclairés et nous fûmes institués, à titre officiel, inspecteurs oculistes des écoles, des lycées de Montpellier et du département de l'Hérault.

Les directeurs des écoles facilitèrent libéralement notre initiative et nous pûmes aussitôt nous mettre à l'œuvre.

Mais la tâche était au-dessus de nos forces et il nous fallut faire appel à l'aide matérielle de nos assistants et de la municipalité. Nous fûmes dès lors aidés par MM. H. Bertin-Sans, Gaudibert et Leprince comme inspecteurs adjoints. Les inspecteurs n'étaient toujours pas rémunérés, mais leurs adjoints recevaient chacun une indemnité annuelle de six cents francs.

Quelques années après, le service de clinique ophtalmologique restait seul chargé de l'inspection oculistique avec le professeur comme inspecteur et les deux premiers assistants comme inspecteurs-adjoints. Depuis cette époque, et dans les mêmes conditions, l'inspection municipale fonctionne régulièrement et paraît définitivement établie.

Quant à l'inspection départementale et académique, elle est restée purement nominale, mais on pourra sans doute, un jour prochain, l'organiser complètement.

Depuis la création de l'inspection oculaire à Montpellier, des services analogues ont été créés à Lyon, Bourges, Marseille, etc. ; ce mouvement semble devoir se généraliser.

Actuellement, d'après la grande et laborieuse enquête du docteur Vergne, l'inspection oculaire est plus ou moins organisée ou en voie d'organisation dans tous les pays civilisés.

En France, nous voyons l'inspection fonctionner régulièrement à Montpellier (1895), Brest (1897), Bourges (1900), Tours (1903), Nancy (1905), Marseille (1906), Bordeaux (1907), Paris (1910), etc., etc.

Une loi vient d'ailleurs d'être déposée au Parlement pour rendre cette inspection partout obligatoire et sera sans doute bientôt promulguée.

A l'étranger, cette inspection est plus ou moins avancée.

L'Allemagne, l'Angleterre, les États-Unis possèdent également une inspection scolaire générale avec quelques oculistes. A Londres même, on a créé des écoles et des colonies spéciales de granuleux. La Hollande, la Suède et la Norvège possèdent d'anciennes inspections scolaires générales et la Belgique, la Suisse, en outre, quelques inspections oculistiques spéciales.

L'Autriche-Hongrie et l'Italie se préoccupent surtout des granuleux ; à Rome, Milan, Gênes, comme à Londres, on a même constitué des écoles pour granuleux.

Rien encore en Espagne, en Portugal, en Russie, dans les Balkans, dans l'Amérique du Sud, en Australie, mais seulement des études particulières et quelques tentatives récentes d'organisation.

En somme, l'inspection générale ou spéciale d'hygiène scolaire est partout constituée ou en voie de réalisation pour le plus grand bien de la santé générale des écoliers et la prophylaxie de leurs troubles visuels.

Il est d'ailleurs probable que les écoles et les écoliers seront dotés d'une inspection médicale générale et que des certificats sanitaires, au début de la scolarité, seront exigés pour les yeux, les oreilles, le nez, les dents, etc., comme pour la santé générale et la vaccine. Des médecins scolaires seront enfin institués et se feront assister pour les yeux, quand il sera besoin, par des spécialistes correspondants. L'inspection oculaire fera ainsi partie intégrante de l'inspection scolaire générale et les indications oculaires seront simplement portées à leur rang sur la fiche sanitaire de l'écolier.

Pour l'inspection oculistique, d'ailleurs, il ne suffit pas de préparer les voies et moyens administratifs, il faut encore y amener l'esprit public. Les préfets, les maires, les conseils généraux ou municipaux, les académies et les instituteurs sont instruits des services que peut rendre cette organisation; mais les familles, les parents et les écoliers ne comprennent pas d'emblée ces inspections, ces investigations nouvelles.

L'idée de fiche personnelle, l'examen des yeux, leur répugnent et ils sont portés à s'y soustraire. Il faut en démontrer à tous l'innocuité, l'utilité et la nécessité.

Dans ce but, à Montpellier, nous avons fait des conférences, écrit des brochures, distribué des notices et surtout entrepris, à toute occasion, de convaincre les intéressés. Et nous avons fini par faire accepter l'inspection non seulement par les administrations, mais encore par les familles et les enfants.

Ajoutons que nous avons toujours été soutenus, dans les écoles ou les lycées, par le Recteur et l'Inspecteur d'académie, le Proviseur du lycée, les directeurs ou directrices, les instituteurs et institutrices des écoles.

M. Marchand, inspecteur de l'académie de l'Hérault, dont nous avons pu apprécier la sollicitude scolaire, l'esprit de progrès et la haute intelligence administrative, a résumé, dans son Bulletin mensuel pour les instituteurs et institutrices du département, les notions d'hygiène oculaire que nous avons déjà publiées et ainsi largement contribué à leur vulgarisation.

Actuellement, les écoliers se soumettent sans difficulté à l'examen oculaire, et, le cas échéant, se rendent volontiers à la clinique ophtalmologique ; quant aux parents, non seulement ils ne retiennent plus leurs enfants les jours d'examen, mais encore ils les soumettent aux traitements nécessaires et sollicitent couramment les conseils professionnels correspondants.

I. — ORGANISATION PRATIQUE DE L'INSPECTION

L'inspection oculaire des écoles peut être réalisée de diverses façons : par des médecins oculistes, par des médecins généraux possédant des notions d'ophtalmologie, enfin par les instituteurs eux-mêmes avec recours au médecin général ou à l'oculiste pour les ophtalmies, les troubles visuels ou les anomalies de la vision.

Faut-il confier l'examen oculaire et visuel aux oculistes, aux médecins généraux ou aux instituteurs ?

Cette question reste très importante et ne cesse d'être l'objet de discussions parfois passionnées dans les milieux professionnels.

« S'il s'agit simplement d'éliminer temporairement des écoles les enfants atteints d'affections oculaires contagieuses, c'est facile et cela se fait habituellement ; mais pour examiner les yeux au point de vue de leur valeur fonctionnelle, il faut un ensemble de conditions qu'il est à peu près impossible de trouver réunies : beaucoup de temps, chaque enfant demandant en moyenne une dizaine de minutes, même pour un homme habitué ; un local approprié, la chambre noire étant indispensable ; enfin une compétence spéciale ; or, avec le développement de la science et la division du travail, les Pic de la Mirandole et même les Rabelais sont devenus impossibles ; le médecin le plus instruit sur les maladies du cœur ou des poumons peut être tout à fait ignorant des maladies oculaires et inversement (Chevallereau). »

L'organisation récente de l'inspection médicale scolaire de Paris supprime les diverses spécialités, pour les yeux comme pour la peau, les dents, le nez, la gorge et les oreilles ; mais elle nomme les médecins inspecteurs au concours avec un programme portant sur les troubles élémentaires relevant de ces spécialités.

Dans les villes où les nominations auront lieu au choix, sans exigence de connaissances spéciales élémentaires, les médecins inspecteurs devront se contenter d'éliminer les ophtalmies contagieuses en renvoyant aux spécialistes l'examen des yeux à faible vision.

Quant aux villages mêmes, il faudra nécessairement avoir recours aux instituteurs ou institutrices.

Le triage oculaire et visuel des élèves normaux et anormaux peut être fait à l'école par les maîtres eux-mêmes ; la plupart, avec quelques indications, s'en acquittent fort bien. Les médecins généraux surtout, inspecteurs des écoles, apprécieront plus exactement certaines affections oculaires, leur gravité ou leur contagiosité. Enfin, l'examen par les spécialistes sera toujours plus exact et plus complet, car il exige parfois des connaissances techniques, un outillage particulier et une réelle expérience personnelle.

Pratiquement, dans les grandes villes, on s'adressera aux oculistes ; dans les petites villes et les villages, on aura recours aux médecins généraux inspecteurs ou aux instituteurs et institutrices. Ces derniers, avec quelques indications préliminaires, seront presque toujours suffisants pour un premier triage et rendront les plus grands services.

M. Liard, vice-recteur de l'Académie de Paris, M. Bédorez, directeur de l'enseignement primaire de la Seine, viennent de recommander cette pratique annuelle pédagogique avec l'échelle optométrique de Binet et Simon (circulaire du 25 juillet 1907).

Leprince, avec son échelle et quelques indications spéciales, à Bourges et dans le Cher, en obtient les meilleurs résultats.

Il reste entendu d'ailleurs qu'il s'agit, en l'espèce, non seulement des écoles primaires mais encore des écoles professionnelles, des collèges et des lycées. Les défectuosités oculaires et visuelles, nous l'avons vu, sont rapidement progressives avec l'âge des écoliers et le degré de leur enseignement.

L'inspection oculaire comprend : l'examen de l'école, c'est-à-dire des bâtiments et de l'éclairage naturel ou artificiel, du mobilier, du matériel, des méthodes et des programmes ; l'étude des écoliers au point de vue oculaire et conseils thérapeutiques ou professionnels ; le budget correspondant et les rapports administratifs.

Nous exposerons dans cet ordre le fonctionnement du service d'inspection.

§ 1. — École.

Bâtiments. — L'inspection des bâtiments se fait au début, une fois pour toutes.

On note soigneusement l'*orientation*, les condi-

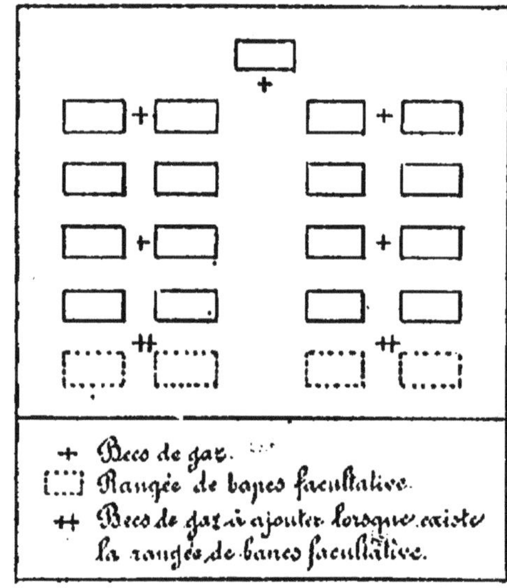

Fig. 34. — Plan photométrique.

tions de voisinage, la hauteur des maisons, la largeur des rues, etc.

La *disposition intérieure* est déterminée par les plans ou schémas architecturaux pour chaque classe ou étude avec emplacement des bureaux, des tables et des bancs.

Les fenêtres et les portes y sont indiquées avec la surface relative de leurs ouvertures et du sol, le cubage total de la pièce; on note aussi les becs de gaz, lampes électriques, etc.

L'éclairage diurne et nocturne doit être exactement apprécié par la photométrie, la surface, le volume, etc.

La mesure photométrique avec plan correspondant est surtout recommandable.

Un aide, avec le plan de la classe, par exemple, est assis au bureau du maître et note les indications de l'inspecteur muni de son photomètre. L'inspecteur indique à chaque place d'élève le chiffre photométrique ou le chiffre d'éclairement correspondant et se rend compte de sa valeur spéciale.

Mobilier. — Le mobilier est également mesuré dans ses divers types et ses parties fondamentales : hauteur du banc, de la tablette, du dossier, du casier, distance ou différence, etc.

La taille individuelle des enfants sera établie chaque année à la toise.

Fournitures. — Les livres, les cartes, les tableaux, etc., sont minutieusement examinés, au point de vue caractères, lignes, interlignes, qualité du papier, etc., pour les observations éventuelles.

Programmes. — Les programmes de travail, les récréations, les jeux, etc., sont soigneusement étudiés sous bénéfice d'appréciation ultérieure.

Il est prudent de n'exprimer aucune critique défavorable, surtout devant les élèves et les maîtres. On doit les réserver, le cas échéant, pour les conférences avec les directeurs ou les rapports aux administrations municipales et académiques.

§ 2. — Écoliers.

L'examen oculaire des écoliers et leur répartition en normaux et anormaux devrait se faire dès la rentrée à l'école même; mais il y a toujours des retardataires et l'on peut attendre que la rentrée générale soit terminée.

A Montpellier, pour 20 écoles et 1.000 nouveaux environ, nous procédions aux examens visuels à partir de novembre ou de janvier, jusque vers Pâques. Après Pâques, nous réexaminions les élèves sortants, c'est-à-dire ceux des écoles supérieures et ceux des premières classes dans chaque école. Pour éviter deux périodes d'examen visuel, nous allons maintenant inspecter ensemble les élèves entrants et les élèves sortants.

Nous avons, au début, examiné tous les enfants, au nombre de 6.000 environ. Actuellement, nous nous contentons de voir, chaque année, les nouveaux (entrants) dans toutes les classes et les anciens (sortants) dans les premières classes et les écoles supérieures.

Voici comment nous procédons, de concert avec l'inspection académique et les directeurs ou directrices des écoles :

Une liste générale des élèves nouveaux est établie

par le directeur ou directrice de chaque école et adressée à l'inspecteur oculiste.

Le moment venu, après entente avec la direction, ces nouveaux élèves sont examinés individuellement, à l'école même.

Les anormaux ou les malades seuls seront ensuite amenés à la clinique ophtalmologique pour examen spécial complémentaire. Ce dernier examen pourrait se faire à l'école même, et c'est ainsi que nous agissons parfois, à Celleneuve (banlieue de Montpellier), au grand et au petit Lycée; mais, pour plus de rapidité et de commodité d'une part, pour l'instruction de nos étudiants (futurs inspecteurs), d'autre part, nous préférons le pratiquer à la clinique.

En dehors des cliniques universitaires, l'examen des élèves devrait se faire entièrement à l'école; le matériel nécessaire est d'ailleurs facilement transportable.

1° *Examen oculaire et visuel de tous les élèves nouveaux.* — A l'école même, les yeux des enfants sont examinés directement au point de vue des malformations ou lésions externes. Il est bon de porter spécialement son attention sur les blépharites, les conjonctivites, les kératites, les troubles lacrymaux et le strabisme.

L'acuité visuelle est prise avec l'échelle décimale de Monoyer en pleine lumière, en classe, sous le préau ou dans la cour.

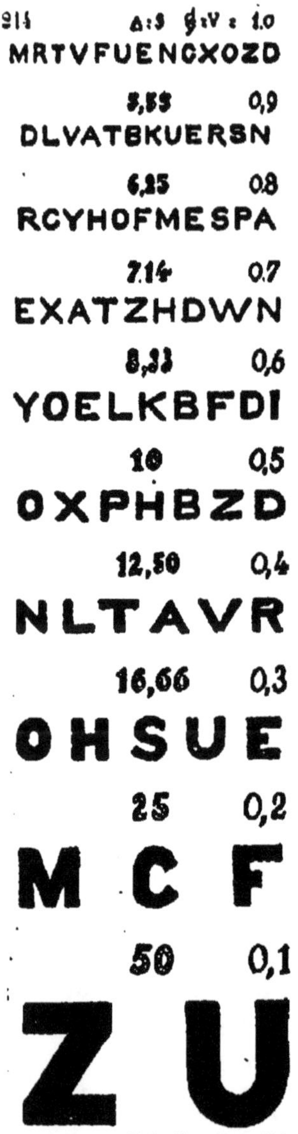

1,0
MRTVFUENCXOZD

5,55 0,9
DLVATBKUERSN

6,25 0,8
RCYHOFMESPA

7,14 0,7
EXATZHDWN

8,33 0,6
YOELKBFDI

10 0,5
OXPHBZD

12,50 0,4
NLTAVR

16,66 0,3
OHSUE

25 0,2
MCF

50 0,1
ZU

Fig. 35. — Echelle d'acuité visuelle décimale de Monoyer.

L'acuité visuelle est la force ou la capacité de distinguer les objets et d'en percevoir les formes.

On apprécie l'acuité visuelle par rapport au plus petit objet reconnu à une distance donnée ou bien à la plus grande distance où est reconnu un objet donné.

L'acuité visuelle est représentée par une fraction dont le dénominateur correspond au chiffre où les lettres doivent être lues par un sujet normal et le numérateur à la distance où elles le sont par le sujet observé.

Si le sujet, par exemple, ne lit qu'à 5 m., les lettres MCF qu'on peut lire à 25 m.,

$$V = \frac{5}{25} = \frac{1}{5} \text{ ou } 0{,}2.$$

En pratique, on utilise d'ordinaire l'échelle décimale de Monoyer.

Les nombres entiers indiquent la distance où les lettres sous-jacentes sont lues par un œil normal; les chiffres décimaux donnent le quantum de l'acuité correspondante.

L'éclairement du local est déterminé photométriquement autant que possible, de 10 à 15 bougies au moins.

Les enfants sont amenés par petits groupes et examinés successivement pour l'œil droit et pour l'œil gauche.

Les deux yeux du sujet restant ouverts, la main de l'observateur ou un petit écran couvre d'abord l'œil gauche pour l'examen de l'œil droit, puis l'œil droit pour l'examen de l'œil gauche, tandis qu'un aide montre, avec une règle noire, les lettres à lire et à la distance de 5 mètres.

On note exactement, sur la fiche individuelle préparée, l'acuité visuelle de l'œil droit et celle de l'œil gauche.

Cette acuité est-elle égale à 1, c'est-à-dire normale minima, l'élève n'est plus examiné jusqu'à sa sortie de l'école, à moins qu'une affection oculaire intercurrente ou le développement d'une anomalie de réfraction ne le signale à l'attention du maître ou de la famille et n'exige un traitement particulier.

Si l'acuité est inférieure à la normale, l'écolier est conduit à jour fixe, avec ses camarades, à la clinique ophtalmologique, pour l'examen complémentaire.

2° *Examen complémentaire des élèves anormaux.* — Disons tout d'abord qu'il importe beaucoup, en général, d'établir des relations sympathiques avec les écoliers, surtout les plus jeunes. On doit s'appliquer à ne pas les effrayer, les interroger avec bienveillance, les examiner avec douceur. Autant que possible ne pas les entraîner d'emblée, pour l'éclairage oblique ou la kératoscopie, dans la chambre noire qui les effraye et ne les y conduire qu'avec leur maître ou quelques petits camarades.

L'examen oculaire des élèves anormaux comporte, en outre, l'acuité visuelle, l'éclairage oblique, la kératoscopie, l'ophtalmoscopie et la chromatopsie.

Si besoin est, l'examen se complète avec les renseignements fournis par la tonométrie, le champ de regard, le champ visuel, l'amplitude d'accommodation, etc., etc. Le résultat de l'examen est inscrit sur le carton-fiche, modèle ci-joint, dont nous avons parlé. Tous les cartons sont conservés à la clinique dans des casiers spéciaux et relevés sur un registre spécial.

Modèle de fiche personnelle :

Année 1902-03. — Ecole de garçons, rue des Soldats.
Nom : X***.
Prénoms : Paul Eugène.
Age : 9 ans.
Rue : Saint-Guilhem, n° ...

$$OD = 0{,}4\ 75° + 1 + 2.$$
$$OG = 1/50\ 105° + 2 + 3.$$

OG Strabisme conv. Amblyopie par anopsie.
Obs. : O D G. Conjonctivite folliculaire.

A la suite de cet examen, les conseils qui en

découlent sont inscrits dans une lettre cachetée adressée à la famille et transmise par l'écolier. Cette lettre pourra être ouverte et envoyée simplement à la direction de l'école qui la ferait parvenir aux parents avec toutes indications ultérieures nécessaires au point de vue médical ou professionnel. Cela vaudrait mieux. La direction serait ainsi spontanément prévenue des affections oculaires susceptibles de complications et surtout de contagion. Il est bon d'ailleurs que les maîtres, sous le secret professionnel, soient informés des défectuosités physiques de leurs élèves; ils en tiendront généreusement compte à tous égards.

Quoi qu'il en soit, la lettre reçue, le père et la mère peuvent venir à la clinique ophtalmologique pour les renseignements particuliers dont ils ont besoin. Dans tous les cas, aucune prescription ni aucun pansement n'est fait à l'enfant sans le consentement préalable des parents ou tuteurs.

Voici un modèle de lettre, celle qui serait envoyée, par exemple, à la famille de l'élève X***, dont nous avons transcrit la fiche :

INSPECTION OCULAIRE
DES ÉCOLES
ET DES LYCÉES

Montpellier, le....... 19..

—

Les yeux peuvent être, sans qu'il y paraisse, malades ou mal conformés; il en résulte, pour l'avenir des enfants, de réels dangers ou de sérieux inconvénients.

Certaines maladies de l'œil, surveillées et traitées, s'améliorent bientôt, tandis qu'elles s'aggravent rapidement si elles sont méconnues ou négligées; en outre, on doit choisir pour chaque enfant un métier ou une profession en rapport avec l'état de ses yeux.

Pour ces motifs et dans l'intérêt général, il a été organisé un service d'inspection oculaire qui aura lieu, pour chaque élève, à son entrée dans un établissement scolaire et à la sortie de cet établissement.

L'examen est pratiqué par le Dr Truc, professeur à la Faculté de Médecine, dans les locaux de la Clinique ophtalmologique.

Le résultat de cet examen, en ce qui concerne les yeux du jeune X..., est consigné ci-dessous, et à la suite sont inscrits les conseils qui en découlent :

1° Vision faible.

2° Irritation des paupières.

3° A besoin de soins.

D'une façon habituelle, aujourd'hui, les parents prennent leurs lettres en considération et font soigner leurs enfants.

Il a fallu du temps, de la patience, de la bienveillance et des résultats utiles; affaire d'éducation sociale et de mœurs locales.

A Montpellier, au début, les parents qui ramenaient leurs enfants à la clinique pour consultation ou renseignements professionnels étaient relativement rares; ils deviennent chaque jour plus nombreux.

3° *Prescriptions thérapeutiques et conseils professionnels.* — L'écolier ramené pour traitement à la clinique ophtalmologique est au besoin réexaminé.

On fait alors, s'il y a lieu, les prescriptions que son état comporte, et on lui donne les conseils professionnels correspondants.

On dissuadera, par exemple, le jeune garçon ou la jeune fille myopes d'exercer plus tard le métier de tailleur, graveur, ou celui de brodeuse, et on l'engagera à choisir de préférence celui de menuisier, de repasseuse, etc. Un tableau (p. 220) des professions en rapport avec la vision constatée est d'ailleurs soumis, si besoin, aux parents embarrassés. L'enfant à vision faible ou anormale ne se préparera pas vainement à entrer dans la marine ou les chemins de fer.

Enfin, ces enfants restent sous la surveillance des médecins inspecteurs durant tout le cours de leurs études et sont examinés chaque fois que leur état oculaire l'exige.

Les maîtres doivent d'ailleurs éloigner de l'école tout élève présentant les yeux rouges, des paupières gonflées, des croûtes ou des écoulements anormaux, engager les parents à demander les soins nécessaires et ne permettre la rentrée qu'avec un certificat de l'oculiste attestant la guérison complète et l'impossibilité de toute contagion.

Les maîtres doivent aussi attirer l'attention des enfants et des familles sur les moindres troubles visuels et les engager à réclamer un examen spécial et les soins consécutifs éventuels.

PROFESSIONS ORDINAIRES

classées d'après leurs exigences visuelles et l'acuité minima de chaque œil.

I VISION BONNE acuité minima 1 et 0,5	II VISION MÉDIOCRE acuité minima 0,9 et 0,4	III VISION MAUVAISE acuité minima 0,4 et 0,1
Hommes. Armée. Marine. Écoles spéciales. Écoles professionnelles. Administrations. Chemins de fer. Avocat. Avoué. Notaire. Médecin. Dentiste. Ingénieur. Architecte. Peintre. Statuaire. Ecclésiastique. Professeur. Typographe. Graveur. Sténographe. Photographe. Sculpteur. Opticien. Joaillier. Bijoutier. Horloger. Mécanicien. Armurier. Electricien. Cocher. Charretier. Chauffeur. Tailleur. Comptable. Dessinateur. *Femmes.* Brodeuse. Couturière. Dentellière.	*Hommes.* Maçon. Couvreur. Tailleur de pierre. Charpentier. Charron. Forgeron. Chaudronnier. Taillandier. Serrurier. Menuisier. Ferblantier. Tonnelier. Vitrier. Peintre. Cordonnier. Gantier. Tapissier. Teinturier. Tanneur. Chapelier. Barbier. Relieur. Commis de bureaux. Commis de magasin. Domestique. Garçon de café. Garçon d'hôtel. *Femmes.* Margeuse d'imprimerie. Gantière. Modiste. Femme de chambre. Commise.	*Hommes.* Cuisinier. Pâtisserie Boulanger. Épicier. Boucher. Cordier. Charbonnier. Verrier. Potier. Afficheur. Cartonnier. Savonnier. Cultivateur. Journalier. Manœuvre. *Femmes.* Cuisinière. Blanchisseuse. Repasseuse. Cigarière. Rempailleuse. Canneuse. IV VISION NULLE OU CÉCITÉ acuité minima : < 0,1 Brosserie. Vannerie. Chaiserie. Massage. Accords de pianos. Orgues. Enseignement des aveugles.

La vision de l'élève .... lui permet de choisir une profession dans la ..... catégorie.

L'Inspecteur oculiste des écoles.

En principe, l'inspection est exclusive de tout traitement. On examine les yeux, on signale les troubles visuels ou les lésions oculaires aux familles et aux intéressés, mais on ne prescrit ni verres ni médicaments. Les sujets peuvent se faire soigner, le cas échéant, par leur médecin général ou un oculiste quelconque. Les élèves indigents seuls ont droit d'ailleurs aux soins ultérieurs de la clinique et peuvent venir y consulter comme les autres malades.

On peut admettre cependant, avec Chavernac à Marseille et Van den Berg à Anderlecht (Belgique), Katz à Saint-Pétersbourg, que les ophtalmiques des écoles seront soignés dans une clinique spéciale comme les anormaux seront examinés et pourvus de verres correcteurs dans un laboratoire particulier. Dans les écoles primaires surtout, en effet, les conseils oculaires ne seront guère suivis si on ne les applique pas directement.

Ainsi que le dit Binet, le souci professionnel et même confraternel paraît admirable mais celui de la santé des écoliers l'est bien davantage.

On pourra, en tous cas, diriger sur les hôpitaux ou les cliniques gratuites les écoliers indigents ayant besoin de traitement oculaire médical, chirurgical et optique.

On leur fournit des livres, des aliments et des vêtements; il n'est pas moins nécessaire de leur donner des soins oculistiques.

§ 3. — Budget d'inspection et Rapports.

Le service municipal d'inspection oculistique est assuré à Montpellier par deux inspecteurs-adjoints placés sous la direction du professeur de clinique ophtalmologique, médecin-inspecteur. Les deux inspecteurs-adjoints, assistants de la clinique, sont nommés par le Recteur de l'Académie sur la proposition du médecin-inspecteur et du Doyen de la Faculté ; ils sont seuls rétribués à raison de 600 francs par an. Ce service fait actuellement partie intégrante de la clinique ophtalmologique.

Il est enfin adressé annuellement au Conseil municipal un rapport détaillé des résultats de l'inspection oculistique avec les considérations matérielles (éclairage supplémentaire, modifications du mobilier scolaire, etc.), scientifiques ou morales qu'il comporte.

A Marseille, le nouveau service d'inspection oculistique est départemental avec un inspecteur aux appointements (frais généraux compris) de 3.000 francs.

Les écoles de la ville de Marseille et du département des Bouches-du-Rhône sont visitées par l'inspecteur qui examine l'école, le mobilier, les fournitures et les élèves.

Les malades et les anormaux reçoivent les conseils dont ils ont besoin. Un traitement et des verres leur sont directement prescrits.

II. — ORGANISATION GÉNÉRALE

L'inspection oculistique pourra se rattacher à l'inspection scolaire générale et à l'inspection des services d'hygiène municipale, cantonale ou départementale. Elle est toutefois assez spéciale pour comporter, au moins à titre consultatif, un personnel distinct.

On doit envisager cette inspection successivement au point de vue communal ou cantonal, départemental et académique.

Il s'agira tout d'abord de villes ou bien de simples villages. Les communes rurales doivent être groupées autour du canton correspondant. Les communes urbaines constituent parfois plusieurs cantons et même, comme Paris, Lyon, Marseille, etc., plusieurs arrondissements. En réalité, c'est l'importance de l'agglomération qu'il faut ici considérer, car un inspecteur ne peut examiner annuellement plus de mille à quinze cents enfants nouveaux, c'est-à-dire surveiller cinq à six mille écoliers, ce qui correspond à une population d'environ cinquante mille habitants.

Si donc la commune ne dépasse pas cinquante mille habitants, elle peut à la rigueur confier son inspection à un seul oculiste ; au-dessus, plusieurs oculistes seront nécessaires.

On peut aussi répartir les écoles entre les divers oculistes.

Dans la plupart des communes et cantons, faute de spécialiste, il faudra recourir à l'inspecteur scolaire général.

Inspection oculaire communale et cantonale. — Cette inspection sera urbaine ou rurale.

1° *Inspection urbaine.* — Elle sera confiée à un ou plusieurs oculistes, par portions de vingt-cinq à cinquante mille habitants, avec mission de surveiller les écoles et les écoliers, ceux-ci au début ou à la fin ou même, le cas échéant, durant toute leur scolarité. S'il y a plusieurs inspecteurs, ils devront s'entendre pour le perfectionnement du service, entre eux, avec les inspecteurs scolaires et avec les administrations correspondantes.

2° *Inspection rurale.* — Elle relèvera surtout des médecins généraux chargés de l'inspection scolaire de la commune ou du canton. Ces médecins acquerront quelques notions d'oculistique, recevront des instructions spéciales et signaleront aux spécialistes départementaux les cas graves ou douteux exigeant un examen complémentaire.

Inspection oculaire départementale et académique. — Cette inspection, surtout consultative et administrative, sera confiée à un ou plusieurs oculistes rattachés eux-mêmes s'il y a lieu, aux services d'hygiène scolaire ou générale.

Les rapports de l'inspecteur oculiste avec le

directeur de l'hygiène, l'inspecteur d'académie, le préfet, etc., faciliteront naturellement les travaux statistiques, les améliorations diverses et les décisions pratiques correspondantes.

Il pourrait y avoir en outre des réunions annuelles avec discussion des méthodes de travail, entente régionale pour l'organisation pratique des bâtiments, du mobilier, des fournitures, etc.

Les congrès de pédagogie et d'hygiène scolaires en France et à l'étranger semblent enfin tout désignés pour une féconde collaboration pratique, scientifique et administrative.

Écoles privées. — L'inspection oculaire, comme l'inspection générale, s'applique surtout aux écoles publiques, écoles primaires, collèges et lycées ; mais, en raison de sa portée hygiénique, elle pourrait viser aussi les diverses écoles privées. Les avantages paraissent évidents, tandis que les inconvénients restent insignifiants. L'urbanité, la délicatesse, la discrétion sont familières aux médecins-inspecteurs et les enfants de toutes catégories pourraient libéralement profiter des services correspondants.

L'inspection oculaire ainsi organisée rendrait de réels services. Elle ne saurait avoir la prétention de faire disparaître la myopie scolaire, mais elle l'atténuerait dans une large mesure ; elle ne supprimerait pas toutes les ophtalmies contagieuses, mais elle pourrait quelquefois les éviter ou les enrayer ; elle répandrait enfin certaines notions prophylactiques d'une grande portée sociale et d'une réelle utilité dans le choix des diverses professions.

Une telle organisation générale n'est pas au-dessus des ambitions administratives et des ressources communales ou départementales. La santé oculaire des enfants est facteur de la prospérité générale du pays et mérite toujours de nouveaux sacrifices.

BIBLIOGRAPHIE[1]

Généralités. Examens. Inspection.

1869. BOUDIN. Contribution à l'hygiène publique. Paris, 1869.
1877. BAGINSKY. Manuel de l'hygiène des écoles. Berlin, 1877.
— BADER. Art. de *The Lancet*, 1877.
1881. GABRIEL. Rapport à la Société d'opht. de Paris, 1881.
— ARRÊTÉ MINISTÉRIEL du 17 juin 1880 sur la construction des écoles.
1882. AGNEW. Art. du *The Medical Record*. New-York, 1882.
— JAVAL. Rapport à la Société d'opht. de Paris, 1882.
1883. SCHEPOTIEW. L'examen des yeux des élèves dans les écoles d'Astrakan. *Bull. de la Soc. de méd. de Kassan*, 1883.
— JUST. Berichte über die Augenheilanstalt zu Zittau. Zittau. 1877-1883.
1884. JAVAL. Rapport général de la Commission d'hygiène.
1885. WILLY. *Annales d'oculistique*, t. XCIV, 1885.
— FUCHS. Causes et prévention de la Cécité. Trad. Fieuzal. Paris, 1885.
— COHN. Hygiène of the eye. English ed.

[1] Pour les ouvrages antérieurs à 1885, se rapporter à l'excellent article ECOLES d'A. Layet, du Dictionnaire encyclopédique des Sciences médicales, dont nous comblons cependant quelques lacunes.

1886. Tello e Ramirez. Elementos de Hygiene Escolar, Buenos-Ayres, 1886.
— Galezowski. De l'hygiène de la vue dans les écoles. *Recueil d'Opht.*
— Maugenot. Inspection sanitaire des écoles (*Soc. d'hyg. publique*, 27 mai 1887).
— Inspection et surveillance médicale des écoles. Rapports de Wasserfuhr (Berlin), Cohn (Breslau) et Napias (Paris). Congrès d'hygiène et de démographie de Vienne, 1887.
1887. Buisson F. Dictionnaire de Pédagogie et d'Instruction primaire.
1888. Priestley-Smith. Congrès d'Opht. de Heidelberg.
— Crainiceau. Congrès d'Opht. de Heidelberg, 1888.
1889. Galezowski et Kopf. Hygiène de la vue. Paris, 1889.
— Erismann. Die Schulhygiene auf der Jubilaümsanstellung der Gesellschaft für Berforderung der Arbeitsamkeit in Moskau. Moscou, 1889.
— Ost. Die Frage der Schulhygiene in der Stadt Bern. Berne, 1889.
— Dind. Des réformes à apporter dans l'hygiène scolaire du canton de Vaud. (Rapport présenté à la Société vaudoise de médecine, 1889.)
1890. Rembold. Schulgesundheitspflege. Tübinge, 1890.
— Feret. Essai sur l'hygiène scolaire. Paris, 1890.
— Hippel. Art. de *La Revue générale d'opht.*, 1890.
1892. Belliard. Rapport à la Société d'opht. de Paris.
1893. Van Fleet. Art. de *La Revista medico-quirurgica americana*. Nov. 1893.
— Wray. Soc. Opht. du Royaume-Uni. 7 déc. 1893.
— Despagnet. Société d'ophtalmologie, 1893. *Clinique ophtalmologique*, 25 mars 1899.
1895. Siméon Snell. La vision et l'Ecole. Bristol, 1895.
1897. S. D. Risley. School Hygiene. (in. Norris and Oliver : System of Diseases of the Eyes. Londres et Philadelphie, 1897.)

1897. Combe. Ecoles primaires de la ville de Lausanne. Rapport médical présenté à la Commission des Ecoles de Lausanne, le 2 avril 1897. Lausanne, 1897.

1898. Van der Meer. Examen des yeux des écoliers du gymnase et des écoles municipales supérieures d'Amsterdam, durant l'année 1898. *Thèse d'Amsterdam.*

1900. Féret. Études sur l'hygiène scolaire. Paris, 1900.

— Smith. Sanitary supervision of schools. *J. Am. Ass. Chicago*, XXXIV, 1389-1391.

— Robins. Médicale Inspection of school. *Med. Rev. of Re. N.-Y.*, 110-115.

— Baker. Comments on eye testing in the Cleveland public school. Cleveland, M. J., V. 155-161.

— Payne. School hygiene. Pacific, M. J., San-Franc., IV, 256-281.

— Bertarelli. Reflezione scolastica ed igiene. *Rev. d'Ig. e san publ.* 1900.

1908. Brémond. Lectures de pédagogie pratique. Delagrave.

— Journaux et revues : La Revue pédagogique. — L'Hygiène scolaire. — La Médecine scolaire. Paris, Delagrave. — Wochenschrift für Therapie und Hygiene des Auges, par Wolfberg, à Dresde. — Hygiène et Thérapeutique oculaire, par Leprince et Bérard, à Bourges.

— Chevallereau. De l'examen des yeux des enfants dans les écoles. Manuel général de l'instruction primaire.

1909. Aubineau. Hygiène oculaire et examen de la vision dans les écoles. *Ophtalmologie provinciale*, p. 71-77.

— J. Verone. De l'inspection oculistique des écoles. *Thèse de Paris*, 1909.

1910. Frenkel. Les affections oculaires externes dans leurs rapports sur la scolarité primaire. *IIIe congrès international d'hygiène et Ophtalmologie provinciale*, p. 105 et 115.

— P. L. Vernier. Inspection oculistique des écoles à Nancy. Essai d'hygiène scolaire locale. Lumière naturelle et artificielle. 12.678 mesures photométriques. *Thèse de Nancy.*

1910. H. Truc. Inspection oculistique des écoles et préservation de la cécité. *Congrès des typhlophiles.*

Réfraction.

1866. Macnamara. Lectures on diseases of the eye. Londres.

1867. Cohn. Untersuchungen der Augen von 10.060 Schulkindern nebst Vorschlägen zur Verbesserung der den Augen nachtheiligen Schuleinrichtungen. Leipzig.

1868. Macnamara. A manual of the diseases of the eye. Londres, 1868.

1869. Quentin. Voyage dans le Soudan, 1869.

1880. Florschütz. Auge und Brille. Cobourg, 1880.

1883. Nordenson. Recherches ophtalmométriques sur l'astigmatisme de la cornée des écoliers de 7 à 20 ans. *Ann. d'Oc.*, t. LXXXIX, p. 110.

1884. Reich. Nieskolko slov o sliepich voobtshe i otchasti na Kavkaze. Tiflis, 1884.

— Hoffmann. Ueber Beziehungen der Refraction zu den Muskelverhältnissen des Auges auf Grund einer an der Augen der Schüler des Strassburger Lyceums ausgeführten Untersuchung. Inaug. Dissertation. Strasbourg, 1884.

1885. Dransard. La myopie scolaire (*Ann. d'Oc.*, t. XCIII, p. 136).

1887. Pflüger. La myopie scolaire. Paris, 1887.

1888. Pernice. Primo anno delle ispezione sanitaria nelle sculoe dell mandamento monte piétain Palerme. Palerme, 1888.

1891. Bogolowski. Congrès des médecins russes.

— Nimier. Soc. d'opht. de Paris, 1891.

1892. Combe. Soc. méd. de la Suisse Romande, 20 oct. 1892.

— Sulzer. Soc. méd. de la Suisse Romande, 20 oct. 1892.

— Gerloff. Soc. opht. de Heidelberg. Août 1892.

1893. MARTIN. Etiologie et prophylaxie de la myopie scolaire. (*Journal de méd. de Bordeaux*. 26 nov. et 3 déc. 1893.)
1898. DE METS. L'hygiène de la vue et l'acuité visuelle à l'Ecole. Anvers, 1898.
1899. AUVORTH-MENZAS. *Brit. med. journ.*, 14 janvier 1899.
— ROLLAND. Myopie des liseurs. Maloine.
1900. BONSIGNORIO. Les vices de la réfraction chez les écoliers. *Tribun. méd.* Paris, 2 s., XXXIII.
1901. TRONCOSO. La hygiene de la vista en las escuelas y la correccion optica. *Mem. y Kes Soc. scient. Anatomo Alcale.* Mexico, 1901, XV, 159-160.
— STEIGER. Enquête sur l'état de la vision dans les écoles primaires de Zurich. (*Cor. Bl. für schw. Aertze*).
1907. DELORD. Le Péril myopique. Nîmes.
1900. MAC ADAM. The benefits of medical school inspection. N.-York. M. J., 1900, LXXI, 181-183.
— MORROW. The effect. of public school life upon the eyes of children. Cleveland. J. M., V, 115-118.
— CALLAN. The influence of school life on vision. N.-York. M. J., LXXI, 92-93.
— LAQUER. Ueberdürdung und Schulreforme. Padag. *Arch. Leipzig.* 1900.
— FREUDENBERG. Zur Schulartzfrage. *Neue Zeit. Stutg.* 1900.
— CHRISTOFER. Measurements of Chicago school children. *J. Am. Ass. Chicago*, 1900.
— DELOBEL. Hygiène de l'Ecolier. Paris.
— HIRSCH. Schulhygiene in Schoneberg. *Berl. klin. Wochenschr.*
1901. STEPHENSON. L'histoire ophtalmique d'une école anglaise (1850 à 1900), Sydney. (*Archives of opht.*, vol. XXIX, n° 4.)
— RISLEY. Soc. Médic. de Philadelphie, 19 décembre 1901.
— FOVEAU DE COURMELLES. Hygiène scolaire. *Ann. de Méd. et Chir.*, 1901.
— GREENE. Medical examination of school children. Philadelphie M. J., VII., 350-352.

1902. DESFOSSES. Méd. et Hygiène scolaire. *Presse méd.*, I, 403.
1903. CORNET. Inspection médicale des écoles primaires à Paris. *Progrès médical*, 1903, 3e s., XIII, 108-109.
— BARRY. Causes of blindness in Kentucky; from a study, of the eyes of the pupils of the Kentucky Institution of the blind. *Am. Pract. J. News*, 453-459.
— RABIER. Hygiène scolaire. Paris.
— ENQUÊTE sur la vision des enfants qui fréquentent les écoles de Londres. *Bristish med. Journ.*, 1903, p. 613 et *Ann. d'ocul.*, 474, 1903.
1904. STRATZ. Der Korper des Kindes. Stuttgard.
1906. PICHARD. Nouveau Code de l'Instruction primaire. Paris.
— BAUDRY. L'hygiène oculaire à l'École. 22e conférence pédagogique faite à la Faculté des Lettres de Lille.
1907. JOLAND. Hygiène oculaire. 2e édition. 1907.
1909. JULES VERGNE. Y a-t-il une myopie scolaire? *Ann. ocul.*, p. 265.
1910. LEPRINCE ET A. DUFOUR. Myopie scolaire. Hygiène et prophylaxie. *IIIe Congrès intern. d'hygiène scolaire.*

Bâtiments. — Mobilier. — Appareils.

1856. ROTH. Handbook of the movement cure. London, 1856.
1865. FAHRNER. Das Kind und der Schultisch. Zurich, 1865.
1867. MEYER HERMANN. Die Mechanik des Sitzens mit besonderer Rücksicht auf die Schulbankfrage. Zurich.
1868. PRAUSEK. Die Verbesserung der Volksschule. Vienne.
1871. Bericht an die Baudeputation zu Frankfurt am Mein zur Beantwortung der Frage über die zweckmässigste Einrichtung der Schulbanke und Schultische, 1871. Francfort-s/-Mein.
1872. GREARD. Rapport au préfet de la Seine.
1873. LIEBREICH. A Contribution to School Hygiene. Londres.
— F. BUISSON. Rapport sur l'instruction primaire à l'Exposition Universelle de Vienne 1873 et Philadelphie.
1877. BAGINSKY. Manuel de l'hygiène des écoles, 1877.

1878. Eulenberg. Zur Schulbankfrage. (*Vrtljsch. f. Gericht. med.*, Berlin, 1878.)

— Dally. De l'hygiène scolaire. Paris. 1878.

1879. Nicati. Recherches d'hygiène scolaire faites à Marseille. Les bancs d'école (*Marseille médical*, 1879).

1880. Narjoux. Rapport sur l'éclairage des écoles. (*Cong. internat. de l'enseignement*. Bruxelles, 1880.)

— Guillaume. Quel est le meilleur ameublement scolaire sous le rapport hygiénique? (Congrès de Bruxelles.)

1881. Cohn. Die Schultische auf der schlesischen Industrie — Ausstellung. Breslau, 1881.

1885. Kallmann. *Archiv f. Augenheilkunde*, B. XIV, 1885.

— Foerster. *Archiv f. Augenh.*, B. XIV, 1885.

1886. Virenius. Schkolnie stoli i skami; ich ustroitvo i raspredjel. v ucheb. zavedenijach. Saint-Pétersbourg.

1888. Brandt. Gigiena schkolnoi skamy i opsiane novoi skamv na vsjaki rost Charkow. 1888.

1889. Schenk. Nouveau banc d'école (S. *A.*, 1889, n° 16).

1890. Westin. Ueber neuere Schubanten in Stockholm.

1900. Jagerink. Le banc-pupitre. *Rev. de Cin. et d'Electro. Paris*, II, 180-182.

— Stone. The injurious effect of improperby constructed school chairs. Boston. M. A. S. J., CXLIII. 1900.

— Stuver. The home and the school. *Bull. Am. Acad. M.* V. 53-59, 1900.

1901. Maly. Quelques remarques pratiques au sujet de la loi sur les bâtiments scolaires. *Casop pio verejné zdravotn. Praha*, 1901.

— Drage. The housing of the working classes. *San. Rec. Lond.*, XXVII, 325-326, 1901.

— Foveau de Courmelles. Leçon de choses et matériel scolaire au point de vue de l'hygiène. *Ass. franc. pour l'avanc. des sciences*, 1901.

1902. Foveau de Courmelles. Etude critique et hygiénique de divers mobiliers scolaires. *Ann. de méd. et chir. Inf.*, Paris, 1902. VI.

1902. Armaignac. Le mobilier scolaire dans ses rapports avec l'hygiène de l'œil myope. *Rev. Clin. d'oculistique* n° 8, p. 177.

Éclairage.

1760. Lambert. Photometria sive de mensura et gradibus luminis.
1878. Trélat, Gariel, Riant. Congrès intern. d'hygiène.
— Javal. Sur les mesures à prendre pour enrayer l'envahissement de la myopie. Paris, 1878.
1882. Bertin-Sans. *Ann. d'hyg.*, 3e série, t. VII, p. 46 et 127.
1884. Reich. Articles du *Wratch*, n° 43 et 44. 1884.
— Ilse. Ueber künstliche Beleuchtung in Schulen. Berlin, 1884.
1885. Fieuzal. Soc. de médecine publique, p. 1101.
1886. Bertin-Sans. Photomètre scolaire. *Ann. d'hygiène.*
1887. Willoughby. School lighting. Th. Soc. M. of. Health, Londres.
— Javal. Sur l'éclairage électrique au point de vue de l'hygiène de la vue. *Revue d'Hygiène*, III.
1888. Cure. Contribution à la photométrie scolaire. *Th. de Montpellier.*
1894. Narbel. Recherche sur l'éclairage naturel dans les écoles de Neuchâtel. *Th. de Berne*, 1894.
— Nicati. *Arch. d'opht.*
1896. Dargelos. Eclairage artificiel des salles d'études à l'aide de la lumière diffuse. *Ann. d'hygiène publ.*, XXXVI.
1897. Kermauner et Pransnitz. *Arch. für Hyg.*, XXIX, 107.
1899. Katz. La lumière de réserve et les variations individuelles de l'éclairage minimum pour le travail. *Wratch*, 3 janvier 1897.
1900. Fromaget. Hygiène de la vue. Importance de l'éclairage. Prophylaxie de la myopie. *Hyg. de la famille*, XVI, n° 487.

1900. Rostovtser. Les différents procédés d'éclairage artificiel, au point de vue hygiénique. *Med. Bessieda.*

1901. Muller. Photométrie und Allgemeines über Lichtstrahlung. *Deutsche Vrtljschr.*, 1901.

1902. Schoute. L'éclairage des écoles. Geneeskundige Bladen, 9e série, n° 3.

— Espinouze. Essai sur la photométrie scolaire. *Th. de Montpellier*, 1902.

1910. Katz (de Saint-Pétersbourg). Photomètre individuel, mesureur de la réserve de la lumière. *Wratch.* 1897-27 et 3e *Congrès internat. d'hygiène*, Paris, 1910.

— Gariel. Valeur comparative des divers modes d'éclairage. *Société française d'ophtalmol.*

— De Metz. Eclairage scolaire artificiel. *IIIe Congrès international d'hygiène scolaire.*

Lecture, Ecriture, Typographie.

1879. Javal. Essai sur la physiologie de la lecture. *Annal. d'ocul.*, t. LXXX et LXXXI.

1881. Cohn. L'écriture, la typographie et les progrès de la myopie. *Revue Scientifique.*

— Javal. Le mécanisme de l'écriture. *Revue Scient.*

— Thorens. Rapport sur les mesures à prendre contre les attitudes scolaires vicieuses. *Revue d'hygiène.*

1883. Lansberg. Ueber Druck und Schrift der Schullbücher welche in dem Schulen Hannovers benutzt werden. Hanovre, 1883.

1884. Cohn. Tageslicht-Messungen in Schulen. *Deutsch. med. Wochenschr.*, 1884, n° 38.

— Javal. Hygiène des écoles primaires et des écoles maternelles.

1885. Schubert. Maintien de la tête pendant la lecture. *Soc. opht. de Heildelberg.*

— Williams. Six conférences sur l'hygiène de l'Ecole, faites sous les auspices de la Société d'hygiène de l'Etat de Massachusetts aux professeurs des écoles publiques. Boston, 1885.

1889. Schubert. Soc. d'Oph. de Heildelberg, 1889.

1890. Lawrentieff. L'instruction technique et son influence sur les yeux. Westnik obshestvennoi higieny.

1893. Leplat. *Ann. de Soc. méd. chir. de Liège.*

1899. Journal de Pharmacie et de Chimie. Influence des papiers glacés sur les yeux.

1903. Rolland. La lutte contre les déformations des yeux et de la colonne vertébrale par la lecture. *Bull. d'ocul. de Toulouse.*

1905. Javal. Physiologie de la lecture et de l'écriture. 2e édition. Alcan, Paris.

1906. Bergougnan. Sur l'écriture droite; méthode nouvelle. Chez Cornely.

— Desnoyers. Avantages et inconvénients de l'écriture droite et de l'écriture penchée. *Congrès des Sc.*, Lyon.

1908. Péchin et Ducroquet. Rôle de l'écriture au point de vue ophtalmol. et orthopédique. *Soc. fr. oph.*

Programmes.

1879. Niedner. Art. dans *Deutsche Vierteljahresschrift für öffentliche Gesundheitspflege*, t. X.

1883. Roth. Quatrième Congrès international de Genève, t. II, p. 402.

1888. Chalybæus. Art. dans *Vierteljahres. f. öff. Gesundheit.*, t. II.

— Zehender. Sur l'influence de l'enseignement dans les écoles au point de vue de la myopie. Stuttgard, 1880.

Revues de pédagogie et de puériculture.

L'Enfant. — Directeurs : Dr Rollet et J. Teutsch, 24, rue de Condé, Paris.

Le Volume. — Directeur : Jules Gayot. Librairie A. Colin, rue de Mézières (?) Paris.

L'éducation moderne. — Directeurs : Dr Jean Philippe, Dr Paul Boncour, 21, rue Hautefeuille, Paris.

Revue Pédagogique. — Delagrave, rue Soufflot. Paris.

Revue philanthropique. — Directeur : Dr Paul Strauss, sénateur. Masson, boulevard Saint-Germain. Paris.

Le Foyer à l'Ecole. — 123, rue Saint-Jacques, Paris.

Revue de la solidarité sociale. — 8, rue Fernelle, Paris.

Bulletin de la Société libre pour l'étude psychologique de l'enfant. — Directeur : M. L. Roussel, 207, rue Vaugirard, Paris.

Le Conseiller de la famille. — 12, rue Miromesnil, Paris.

L'Instituteur républicain. — 7, rue Saint-Benoît, Paris.

Revue Universitaire. — Colin. Paris.

Journal des Instituteurs. — Librairie générale, 1, rue Dante, Paris.

L'École nouvelle. — Delagrave, rue Soufflot, Paris.

Revue de l'enseignement primaire et primaire supérieur — Bibliothèque de l'éducation, 15, rue de Cluny, Paris.

Manuel général de l'instruction primaire. — Hachette, boulevard Saint-Germain, Paris.

Bulletin mensuel de la Soc. nationale des conférences populaires, 41, rue Gay-Lussac.

TABLE GÉNÉRALE DES MATIÈRES

PREMIÈRE PARTIE

NOTIONS GÉNÉRALES SUR L'HYGIÈNE OCULAIRE DES ÉCOLES

CHAPITRE PREMIER

L'ŒIL ET LA VISION DE L'ÉCOLIER

CHAPITRE II

ORGANISATION NORMALE DE L'ÉCOLE

DEUXIÈME PARTIE

L'HYGIÈNE OCULAIRE EN FRANCE ET A L'ÉTRANGER

CHAPITRE PREMIER

CONDITIONS OCULAIRES ET VISUELLES DES ÉCOLIERS

CHAPITRE II

CONDITIONS MATÉRIELLES DE L'ÉCOLE

CHAPITRE III

MÉTHODES ET PROGRAMMES

TROISIÈME PARTIE

INSPECTION OCULAIRE DES ÉCOLES

ÉVREUX, IMPRIMERIE CH. HÉRISSEY, PAUL HÉRISSEY, SUCCʳ

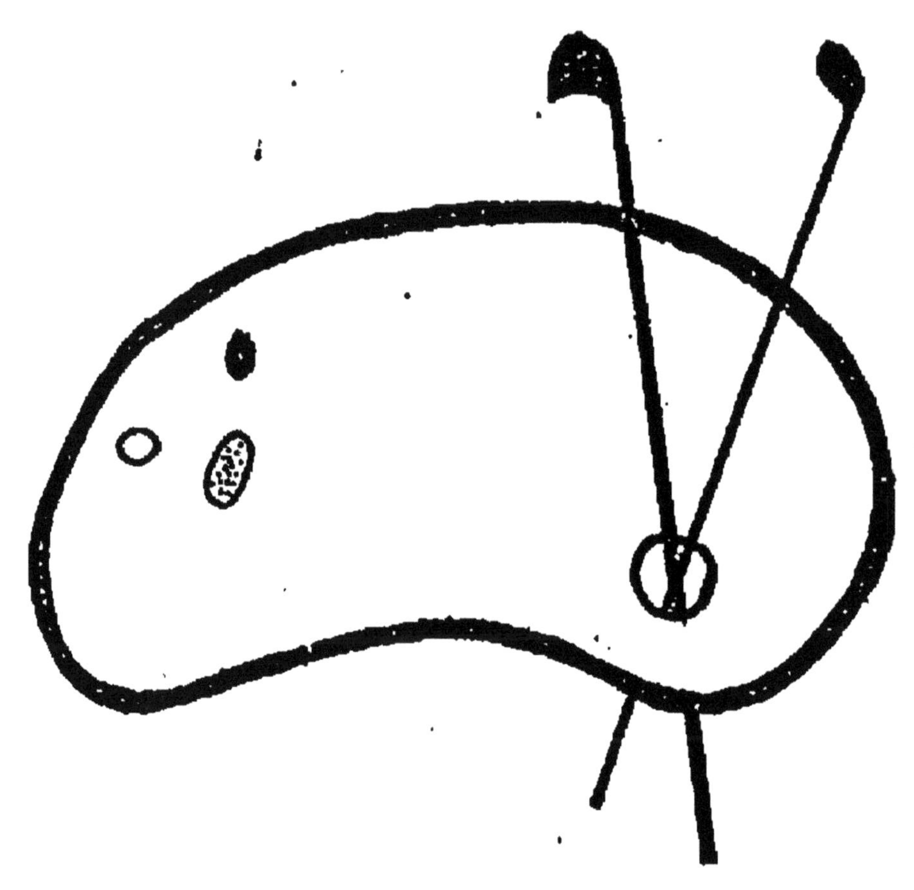

www.ingramcontent.com/pod-product-compliance
Ingram Content Group UK Ltd.
Pitfield, Milton Keynes, MK11 3LW, UK
UKHW020315230726
13925UKWH00002B/419